Adelgazar SIN BÁSCULA

Elige el menú diario de un vistazo rápido
seleccionando el plato que más te guste

everest

Conoce nuestros productos en esta página, danos tu opinión y descárgate gratis nuestro catálogo.

www.everest.es

Director artístico	**Proyecto gráfico**
Darío Tagliabue	Francesca Botta
Coordinación editorial	**Paginación**
Lidia Maurizi	Claudia Brambilla
Redacción	**Coordinación técnica**
Lucia Moretti	Rosella Lazzarotto
Coordinación gráfica	**Control de calidad**
Lucia Vigo	Giancarlo Berti

Referencias fotográficas

Las imágenes de los platos relativos a las dietas han sido cedidas gentilmente por Me.Te.Da. SL del *software* MètaDieta (www.metadieta.it)

Para las otras imágenes:

Photoservice Electa, Milán, www.photoservice.electaweb.it; / foto Emanuele Favarato con Silvia Banzatti, págs. 23, 24; / foto Federico Magi TheYellowDog, págs. 4, 6, 10, 16, 20.
Marco Morosini, págs. 3, 29, 149, 163.

Título original

Dimagrire senza bilancia, la nuova dieta visiva della dottoresa Makarovic.
Se agradece a Lucia Moretti su inestimable ayuda en la redacción de los textos originales.

Traducción

Alberto Jiménez Rioja

Diseño de cubierta

Francisco A. Morais

© 2011 Mondadori Electa S.p.A., Milano
 EDITORIAL EVEREST, S. A.
Carretera León-A Coruña, km 5 — LEÓN
ISBN: 978-84-441-2139-0
Depósito legal: LE. 457-2012
Printed in Spain — Impreso en España

EDITORIAL EVERGRÁFICAS, S. L.
Carretera León-A Coruña, km 5
LEÓN (España)

Atención al cliente: 902 123 400

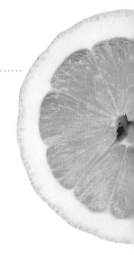

ÍNDICE DE CONTENIDOS

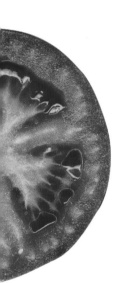

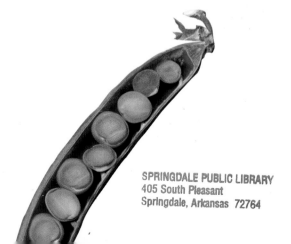

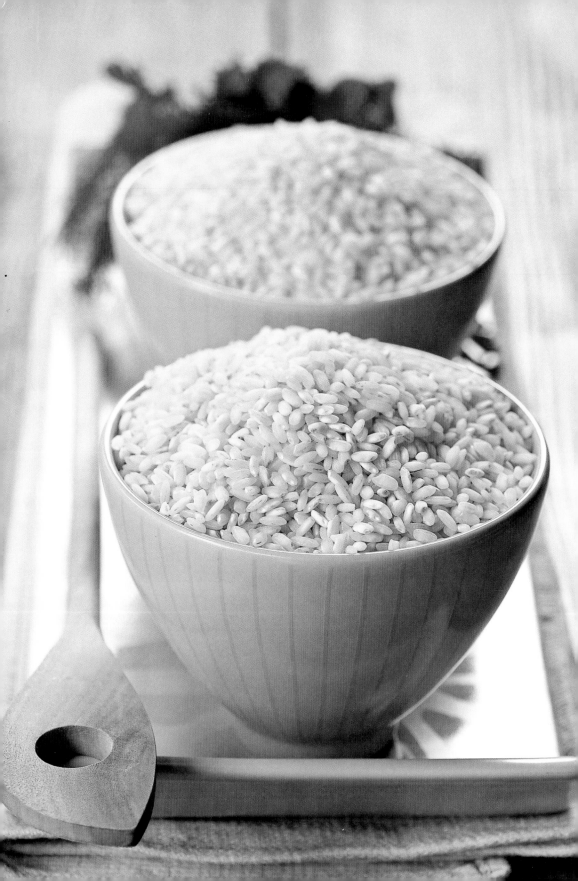

PRESENTACIÓN

«Doctora, pero ¿tengo que usar la báscula de la cocina? ¿Tengo que comprobar el peso de todo lo que como? ¡Cómo me gustaría seguir una dieta en la que no fuera necesario pesar nada!».

De esta forma seria y directa se manifiestan cada vez más a menudo algunos de mis pacientes que necesitan o desean perder algunos kilos.

He reflexionado mucho sobre este deseo y, además de otras prescripciones dietológicas esquematizadas con números y siglas, he empezado a simplificar explicando que una alcachofa de pan, por ejemplo, pesa 150 g (5 oz) y tiene 135 calorías, pero que una cucharada de aceite pesa 10 g (0,35 oz) y que este peso corresponde a 90 calorías, mientras que un plato lleno hasta el borde de verdura cruda aporta solo algunas calorías. Me parece que este tipo de simplificación le facilita mucho la vida a la gente que lleva un ritmo frenético de actividad, por lo general fuera de casa, y para la cual la pausa de la comida es cada vez más breve (todo el tiempo que se dedique al trabajo parece poco), pero que desean nutrirse adecuadamente y mantener el peso bajo control. A veces se ganan kilos solo por «desinformación», pensando tal vez que un plato de pasta con tomate tiene más calorías que una ración de pizza, o incluso que un trocito de queso, siempre listo para comer, es menos pesado que un bistec que, por si fuera poco, ha de prepararse. Prestando atención sobre todo a estos dos elementos, cantidad y calidad, he intentado convertirlos en imágenes para hacer innecesaria la utilización de la báscula de cocina: así ha nacido la dieta visual.

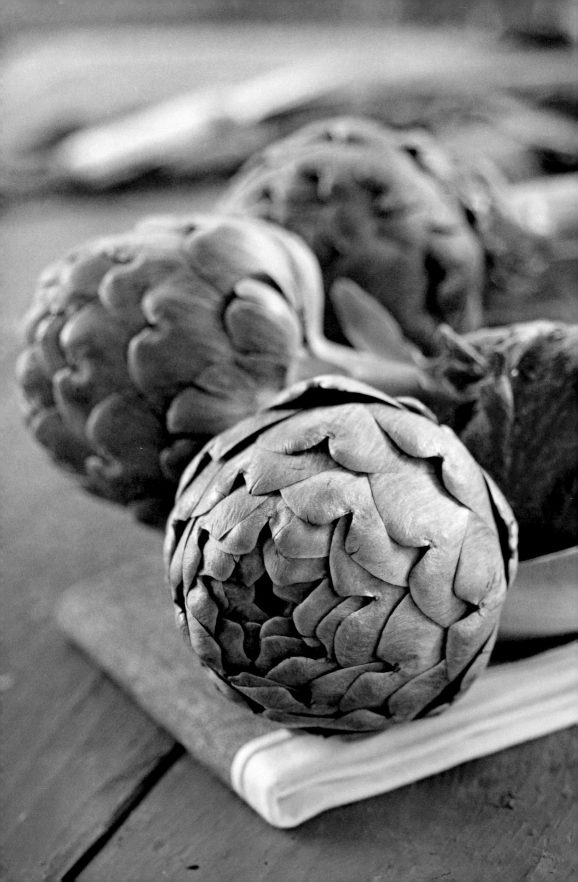

QUÉ ES LA DIETA VISUAL

Se trata de un recorrido dietológico que propone dos objetivos:

• perder 3 kilos (6,6 lb) en 21 días (divididos en tres semanas).

• perder 1 kilo (2,2 lb) en 3 días.

Ni pizca de originalidad hasta ahora, podría pensar alguno. ¿La novedad? Los menús que componen esta dieta se han fotografiado: la imagen corresponde a una cantidad específica del alimento pesado en crudo, expresada en gramos, y a un valor calórico determinado (formulado en kilocalorías); ambos se indican debajo de la imagen. Por tal motivo ya no es necesario utilizar la báscula de cocina, lo que hace mucho más sencillo respetar las cantidades aconsejadas por el médico: ¡se ven! Además es posible memorizar lo que aparece en el plato, en la taza, en el bol o en el vaso. La vajilla utilizada es de uso corriente (los platos tienen un diámetro interno estándar de 14, 16 y 19 cm —5,5; 6,3; 7,5 pulgadas— respectivamente para plato de postre, hondo y plano) y representan el final de las dudas con respecto a las cantidades: quien come habitualmente fuera de casa aprenderá pronto a «pesar con los ojos».

Cómo proceder

Seguir la dieta es sencillo: cada día se propone un menú ilustrado que comprende el desayuno, el tentempié de media mañana, la comida, la merienda y la cena. Los alimentos se encuentran entre los muy comunes, es decir, pueden comprarse en muchos sitios o pedirse en un restaurante; su valor alimenticio está estudiado para que no se produzcan carencias de ningún elemento nutricional imprescindible.

• Cada comida principal prevé (salvo en poquísimos casos) un primer plato, un segundo y una guarnición, y ofrece la posibilidad de elegir entre tres alternativas para cada uno de los platos, que pueden combinarse como se desee y según la disponibilidad de los alimentos. La elección del tipo de pasta se incluye exclusivamente por vía de ejemplo: se puede variar entre macarrones, conchitas, lazos, espaguetis, tallarines... mientras se respete la cantidad indicada. Lo mismo con respecto al segundo plato: el filete de vaca/ternera o el lomo de cerdo pueden reemplazarse por alternativas no menos saludables mientras tengan la misma carga calórica. Además, lo que contiene la oferta del almuerzo puede sustituirse por lo que se propone para la cena mientras se trate del mismo día, a fin de obtener siempre las mismas calorías totales y una distribución equilibrada de los principios nutritivos.

• Para cada comida principal se calcula el uso de una cucharada de aceite de oliva virgen extra (en crudo o para cocinar, es decir, un total de dos cucharadas soperas al día). Es el menos perjudicial para nuestras arterias y, entre otras cosas, durante la cocción forma menor cantidad de compuestos dañinos para la salud, en especial los radicales libres. No se aconseja el uso de mantequilla porque es abundante en ácidos grasos saturados, que tienden a incrementar el nivel de colesterol de la sangre.

• Se da vía libre a las especias: aportan una cantidad irrelevante de calorías pero mucho sabor, permiten limitar el uso de la sal y ayudan a combatir situaciones concretas como la hinchazón postprandial (albahaca, orégano).

• Los alimentos se preparan de forma sencilla (a la plancha, al vapor, hervidos). Para los huevos al plato se aconseja el uso de una sartén antiadherente con muy poco aceite.

• No deben consumirse bebidas alcohólicas.

• Es necesario beber al menos 2 litros (68 fl oz) de agua al día, si se prefiere añadiéndole 100 ml (3,5 oz) de zumo de piña, naranja o pomelo.

Pueden consumirse té verde (tónico, depurativo, desintoxicante), infusión de melisa, anís e hinojo (combaten la hinchazón intestinal y la retención de líquidos) o infusión de menta (favorece la digestión), todo ello sin azúcar y con edulcorante. Está permitido el café, sin excederse, y siempre que no se azucare (ver recuadro de edulcorantes, pág. 12).

• Un día por semana es posible gozar de la libertad de consumir el plato que se desee, incluso el preferido: basta con que sus calorías, sumadas a las que aportan las demás comidas, no superen la cifra diaria establecida.

El programa dietológico va acompañado de ciertas informaciones que pueden leerse en diferentes jornadas: se trata de profundizar en distintas cuestiones, contar curiosidades, dar consejos y a veces sugerir incluso determinadas posibilidades para variar el régimen propuesto, evitando de este modo el riesgo de caer en la monotonía.

En los siguientes párrafos se consignan las características principales de las dos dietas, pensadas para personas con buena salud que no padezcan enfermedades (trastornos renales, hepáticos, cardiacos...) y que no se hallen ni en situación de embarazo ni de lactancia, pero que quieran mantenerse en forma y eliminar unos cuantos kilos. Perder peso incrementa la autoestima y la agilidad física, reduce la ansiedad y atenúa dolores y molestias, ayudando a reencontrar el bienestar psicofísico y a incrementar las energías necesarias para hacer frente a las dificultades de la vida cotidiana.

3 kilos (6,6 lb) en 21 días

Yo defino esta dieta como «la dieta del buen humor» porque, aun siendo hipocalórica (se calcula un aporte de unas 1300 calorías diarias), es equilibrada y gustosa. Se trata de un régimen donde están presentes sobre todo los **carbohidratos** (pan, pasta, arroz, también en sus variantes integrales), ya que contienen un aminoácido esencial, el triptófano, que contribuye a la síntesis de serotonina, el neurotransmisor cerebral que regula el tono del humor y combate la depresión. He añadido después **cereales integrales**, porque propician la absorción de las vitaminas del grupo B, fundamentales para la salud del sistema nervioso, y porque su índice glucémico es inferior al de los cereales refinados. Hay también carne, pescado, huevos, leche, quesos, algún embutido (salami, por ejemplo) y legumbres, que garantizan el aporte de **proteínas**. Las proteínas estimulan el metabolismo y hacen que se queme más energía. No podían faltar, naturalmente, ni las **frutas** ni las **verduras**: son ricas en fibra, agua, vitaminas, sales minerales (como las de hierro, que combaten el cansancio y el riesgo de anemia), magnesio (que relaja y conjura el riesgo de calambres musculares) o potasio (que ayuda a combatir el cansancio y el estreñimiento). Tampoco faltan el chocolate o los frutos secos, porque constituyen una óptima fuente de energía: las cantidades, sin embargo, son limitadas, a causa de su alto contenido calórico. También el **aceite de oliva** es importante para mantener la salud del intestino, el equilibrio hormonal y la elasticidad de la piel. Se dispone de una cantidad de dos cucharadas soperas al día, que aportan una cantidad total de 180 calorías (en las dos dietas indicadas mediante el símbolo *kcal*). Si cuando pasen estos 21 días no ha perdido los 3 kilos (6,6 lb), puede añadir otros tres días de dieta rápida.

1 kilo (2,2 lb) en 3 días

Es la dieta que denomino *rápida,* porque puede ayudar a perder cerca de 1 kilo (2,2 lb) en solo tres días, un lapso realmente breve. Por tal motivo, es de menos aporte calórico que «la dieta del buen humor»: se sitúa aproximadamente en las 900 kcal diarias. Es un régimen tirando a riguroso, pero que permite ponerse el elegante vestido para pasar una velada especial o meterse en unos pantalones que nos gustan sin sentir que nos asfixian. Esta dieta se basa en las proteínas, tanto animales como vegetales, y es pobre en carbohidratos, motivo por el cual aconsejo ponerla en práctica durante tres días de cuando en cuando (una vez al mes, por ejemplo). Alterna un menú a base de carne, otro a base de pescado y un tercero lacto-ovo-vegetariano. Nada impide sin embargo que durante los tres días se consuma el mismo menú: hay gente a la que no le gusta la carne ni el pescado y, por el contrario, ciertos individuos se alimentarían exclusivamente de carne. Los resultados, la pérdida de 1 kilo (2,2 lb), serán equivalentes.

También en este caso puede sustituirse el menú de la comida por el de la cena; esta dieta puede seguirse durante tres días consecutivos en el lapso de una semana y repetirse durante tres semanas consecutivas como máximo. Recuerdo a quien tenga tendencia al aumento de colesterol que son más eficaces los menús de pescado que los lacto-ovo-vegetarianos. A quienes tienen la piel mortecina u opaca les aconsejo que opten por el pescado o los platos vegetarianos: en el primero de los casos tendrán garantizada la aportación de ácidos grasos omega-3, que resultan en beneficios inmediatos para la epidermis y las arterias, mientras que la dieta vegetariana es desintoxicante para el hígado y rica en isoflavonas, hormonas vegetales que atenúan determinados trastornos típicamente femeninos. Las proteínas vegetales (cereales y legumbres), oportunamente ingeridas, pueden sustituir a la carne, desintoxicar el organismo y ayudar a prevenir los trastornos cardiovasculares. Las tres dietas incluyen frutas y verduras, indispensables para suministrar fibra y vitaminas a nuestro organismo. La riqueza de proteínas de la dieta rápida contribuye al aumento de dopamina, un neurotransmisor producido por aminoácidos como la fenilalanina y la tirosina, que tiene muchas funciones estimulantes para nuestro encéfalo, y cuya carencia provoca fatiga, apatía y depresión. También esta dieta es apta para hombres y mujeres, siempre que no padezcan patologías como diabetes, trastornos renales o hepáticos, problemas cardiacos o circulatorios, hipertensión o hipotensión o que, en el caso de las mujeres, estén embarazadas o en periodo de lactancia.

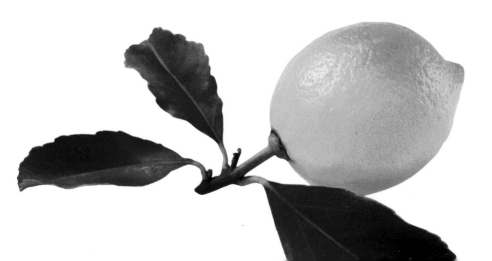

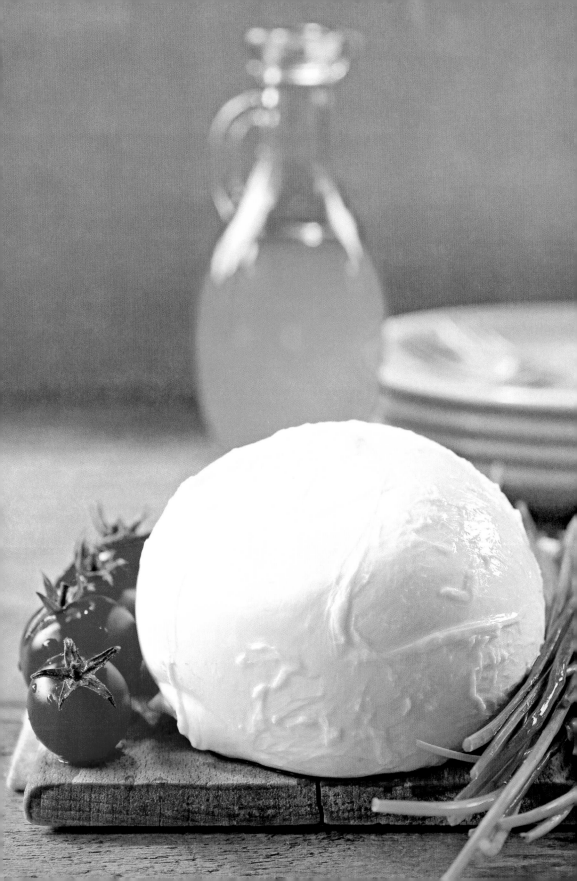

LOS PRINCIPIOS NUTRITIVOS

El cuerpo humano necesita un aporte constante de energía para crecer, vivir y mantener las funciones vitales de sus órganos. Son los alimentos los que aportan energía en forma de sustancias que sirven para construir, desarrollar y renovar los tejidos del organismo (el tejido óseo, el muscular, el nervioso y demás). A tales sustancias se les llama *nutrientes,* o *principios nutritivos,* y los principales son:

• proteínas o prótidos
• azúcares o carbohidratos, y hidratos de carbono o glúcidos
• grasas o lípidos
• vitaminas
• sales minerales
• agua

Las proteínas

Aportan cuatro calorías por gramo y son sustancias indispensables para construir o reparar los tejidos, garantizar la elasticidad de la piel y nutrir los músculos. Se trata de compuestos complejos formados por una serie de elementos más simples, los aminoácidos (ver recuadro). Hay dos grupos de aminoácidos, los esenciales y los no esenciales. Nuestro organismo carece de capacidad para producir los primeros, por lo que debe obtenerlos de los alimentos; los segundos, sin embargo, se sintetizan en nuestro organismo a partir de otros componentes. Los aminoácidos esenciales están contenidos en las proteínas de origen animal (proteínas nobles o de alto valor biológico procedentes de alimentos como la carne, el pescado, la leche, los huevos y el queso) y en las proteínas vegetales de las legumbres (judías, guisantes, garbanzos, lentejas, habas). Para que la utilización de las proteínas sea la adecuada desde el punto de vista bioquímico, es indispensable asociar los aminoácidos a la cantidad idónea de carbohidratos (simples, como el azúcar y la miel, o complejos, como la pasta, el arroz, las patatas y el pan). Tomar cereales (arroz, escanda, avena, pasta o pan) con las legumbres garantiza, por tanto, la ingesta de todos los aminoácidos esenciales.

Los aminoácidos esenciales

Estas sustancias son importantes porque nuestro cuerpo no es capaz de sintetizarlas y, por lo tanto, debe ingerirlas con los alimentos. Son los siguientes: histidina, leucina, valina, isoleucina, lisina, fenilalanina, treonina, triptófano y metionina. ¿Sus funciones? La fenilalanina aumenta la actividad de las endorfinas, que regulan la percepción del dolor físico y psicológico; es además necesaria para el funcionamiento de la tiroides, mejora la capacidad de concentración y mantiene durante largo tiempo la sensación de saciedad. La lisina, presente en las proteínas animales de carne, leche, queso, pescado, soja y levaduras, favorece las funciones gástricas e intestinales y es indispensable para la formación de anticuerpos, enzimas y hormonas. El triptófano es precursor de la serotonina, neurotransmisor que mejora el estado de ánimo; en lisina son ricas la levadura de cerveza y las legumbres, aunque carecen de metionina. Las fuentes principales de esta última son la carne, la leche, el pescado y los huevos; este aminoácido, que contribuye a reducir los niveles de grasas de la sangre, está presente también en las proteínas de la soja. Los cereales son ricos en metionina y carecen de lisina, por lo que un plato que combine pasta y alubias o arroz y lentejas es una mezcla perfecta.

Los carbohidratos

Llamados también *azúcares, glúcidos* o *hidratos de carbono,* proporcionan asimismo cuatro calorías por gramo. Producen la energía necesaria para llevar a cabo acciones cotidianas como caminar, estudiar o trabajar. Tal energía es rápidamente asimilada por todos los tejidos del cuerpo (el cerebro necesita 100 g –3,5 oz– diarios de glucosa) pero, para que el organismo pueda utilizarlos, los carbohidratos deben transformarse en glucosa, la forma más elemental de azúcar, que toma parte en los procesos bioquímicos de la célula. Casi todos los glúcidos se componen de moléculas de glucosa o de sustancias análogas, como la fructosa o la galactosa. Estas moléculas se combinan y forman cadenas: cuanto más largas sean estas y más complejas, más lento será el proceso de reducirlas a la glucosa que absorberá el organismo. Según la longitud de las cadenas moleculares, por consiguiente, los carbohidratos se denominan *de absorción rápida* o *lenta.* Entre los primeros se cuentan los azúcares simples como la sacarosa, la fructosa, la galactosa o la maltosa. Entre los carbohidratos de absorción lenta tienen importancia el almidón y el glucógeno. Si se ingieren azúcares en exceso respecto a las exigencias del cuerpo, se acumulan como reserva en el hígado, en los músculos en forma de glucógeno y como grasa en el tejido adiposo. En las dietas para perder peso es aconsejable sustituir el azúcar de mesa (sacarosa) por edulcorantes naturales o artificiales, que tienen un aporte calórico mínimo.

Los edulcorantes

Una dosis de edulcorante, líquido o en polvo, tiene menos de una caloría. Se dividen en: 1) sintéticos, que se obtienen por síntesis en laboratorio a partir de distintas sustancias químicas; 2) naturales, que se obtienen por síntesis en laboratorio a partir de sacarosa.
Los sintéticos tienen mayor poder endulzante que los naturales; entre los más comunes se encuentran la sacarina, el ciclamato y el acesulfamo potásico. En esta categoría está también el aspartamo, pero hay que hacer una precisión: después de ingerir esta sustancia, y a causa de determinadas reacciones químicas, se liberan talidomida, un fármaco teratógeno, y metanol, tóxico para las neuronas. Naturalmente, su peligrosidad está asociada a la cantidad ingerida, pero en el caso de mujeres embarazadas o lactantes se recomienda suspender su uso (aunque las dietas de este libro no están destinadas a mujeres que se hallen en una u otra circunstancia).
Los edulcorantes naturales, reconvertidos en glucosa por el organismo, son principalmente cinco: fructosa, manitol, sorbitol, xilitol y sucralosa.

Las grasas

Denominadas también *lípidos,* y con nueve calorías por gramo, están presentes tanto en los alimentos de origen animal como en algunos de origen vegetal, y suponen una importantísima reserva de energía para el cuerpo, además de ser indispensables para la absorción de las vitaminas liposolubles (A, D, E y K), la formación de hormonas y la síntesis de la bilis. Garantizan un gran aporte calórico: una cucharada sopera de aceite, por ejemplo, unos 10 g (0,35 oz), corresponde a 90 calorías. Las grasas pueden ser sólidas o líquidas. Entre las primeras, sólidas a temperatura ambiente, y llamadas *saturadas,* se cuentan la mantequilla, la manteca y el tocino; favorecen la síntesis del colesterol malo y propician la arteriosclerosis. Las líquidas a temperatura ambiente son de origen vegetal y se denominan *grasas poliinsaturadas:* se trata de aceites como el de oliva, el de maíz, el de girasol, el de soja o el de pepitas de uva.

El mejor aceite para cocinar o condimentar es de oliva virgen extra.

Las grasas esenciales

Dos grasas esenciales que nuestro cuerpo es incapaz de producir son el ácido linoleico y el linolénico, excelentes para mantener la elasticidad cutánea; forman parte de los omega-3 y 6, en los que el pescado es abundante. Las fuentes primarias son vegetales (aceite de semillas de lino, de girasol y de nuez) y animales (pescado azul, salmón).

Las vitaminas

No aportan calorías; se trata de nutrientes que no pueden ser sintetizados en el organismo pero que resultan indispensables en muchos procesos metabólicos, y que por consiguiente deben ingerirse con los alimentos. Las vitaminas se dividen en dos grupos, hidrosolubles y liposolubles: las primeras (que se diluyen en agua) deben ingerirse cotidianamente con los alimentos, porque no pueden acumularse en el organismo. Es hidrosoluble la vitamina C o ácido ascórbico, que aumenta las defensas inmunitarias, favorece la absorción del hierro y mejora la elasticidad cutánea actuando sobre el colágeno. Las vitaminas del grupo B, beneficiosas para el sistema nervioso, protegen además las mucosas e intervienen en el metabolismo proteico.

En el grupo de las liposolubles (es decir, que se disuelven en grasa), se cuentan las vitaminas A, D, E y K. La vitamina A o retinol tiene como precursor el betacaroteno: es importante para la vista y para el cutis; la vitamina D o calciferol es necesaria para la absorción del calcio, e indispensable por tanto para el crecimiento y la formación de los huesos y los dientes. La vitamina E o tocoferol es antioxidante porque protege de los radicales libres; la vitamina K, por fin, es indispensable porque favorece la coagulación de la sangre y combate las hemorragias.

Las sales minerales

No tienen calorías y todos los alimentos las contienen en distinta cantidad. Son indispensables, porque aseguran la realización de procesos celulares vitales que tienen lugar en el organismo. Entre los minerales más importantes del cuerpo humano pueden citarse el calcio, el fósforo y el potasio, presentes en cantidades notables. En menor medida, nuestro cuerpo tiene también hierro, magnesio y sodio. El sodio está presente en determinados alimentos como los crustáceos, la carne, los lácteos, o bien se añade a la sal de mesa como complemento. No hay que consumirlo en exceso para evitar los riesgos de hipertensión y de retención de agua.

Los integradores naturales

Nuestro bienestar requiere que se ingieran cotidianamente todos los elementos nutritivos necesarios para el buen funcionamiento del organismo. Los métodos intensivos de cultivo y de producción de alimentos y, subsiguientemente, de su conservación y preparación, provocan el empobrecimiento de la aportación nutritiva de estos.

Es por tanto necesario, sobre todo si se está siguiendo una dieta hipocalórica, completar la aportación nutritiva con integradores de origen natural que favorezcan un aporte de sustancias (vitaminas, sales minerales...) importantes para lograr el correcto equilibrio metabólico. Entre los principales integradores naturales son dignos de mención los bioflavonoides, presentes en la celulosa de los productos cítricos. Tienen efectos beneficiosos sobre las paredes de los capilares y de los vasos sanguíneos, y realizan una acción antioxidante que combate los radicales libres; la colina reduce el colesterol sanguíneo y protege la flora intestinal, mientras que las isoflavonas de soja desarrollan actividad estrogénica, reducen los radicales libres e inhiben el crecimiento de las células cancerígenas; hay que citar también la levadura de cerveza, fuente principal de vitamina B, y al aceite de brotes de grano, rico en vitamina E, de acción antioxidante y antienvejecimiento.

El potasio ayuda a regular la hipertensión y la retención hídrica. El magnesio no debe faltar cuando se atraviesa un periodo de estrés, ya que tiene efecto sedante sobre el sistema nervioso central.

El hierro combate la anemia, los estados de debilidad, la caída del cabello y la fragilidad de las uñas; no debe ingerirse junto a alimentos integrales porque inhiben su absorción, que es favorecida sin embargo por la vitamina C.

El fósforo contribuye a la formación de los huesos, los dientes y del sistema nervioso; este mineral interviene además en el desarrollo de los músculos y la formación de las células.

Se denominan *oligoelementos,* por último, los minerales presentes solo en cantidades vestigiales en nuestro organismo, pero que resultan indispensables para el bienestar psicofísico, a saber: cobre, zinc, selenio, cadmio, manganeso y cromo.

El agua

No aporta ninguna caloría y es el constituyente principal de nuestro cuerpo. En el recién nacido representa aproximadamente el 75 % del peso corporal, pero este porcentaje disminuye hasta la edad adulta, cuando se estabiliza en torno al 55-60 %. Es indispensable en los procesos de digestión, absorción y excreción de sustancias. Más o menos el 66 % del total del agua presente en nuestro organismo se localiza en el interior de las células y determina su volumen y turgencia. Como perdemos agua debido a la micción, la defecación, la sudoración y la respiración, debemos asegurarnos un aporte diario adecuado bebiendo una cantidad que se sitúa entre 1,5 y 2 litros (51 y 68 fl oz). El consumo de agua depende de la edad, el clima, la actividad física y el tipo de alimentación (sólida o líquida), pero no debe ser menor de la cantidad indicada. El agua lubrica las articulaciones, mantiene elástica la piel y ayuda a expulsar las toxinas, por lo que hay que beber frecuentemente y en pequeñas cantidades agua del grifo purificada o agua embotellada. Otras bebidas (dulces, con gas, zumos de fruta, té, café…) suministran cantidades variables de agua pero también calorías y pueden contener sustancias farmacológicamente activas, como la cafeína; deben consumirse, por ello, con moderación. Recuerde que beber mucha agua no provoca mayor retención hídrica; esta depende más del contenido en sal de los alimentos que de la cantidad de agua ingerida.

Sustancias nocivas: los radicales libres
Son partículas químicas, altamente reactivas, con un electrón desaparecido, es decir, que tienen un electrón de menos. Para obtener una configuración estable, o sea, para recuperar el electrón que les falta, se combinan con otras moléculas, dañándolas: este proceso se denomina oxidación, y constituye una suerte de agresión a las células de nuestro organismo.
Los radicales libres se encuentran quizás entre los principales responsables del envejecimiento, de los tumores, de la arteriosclerosis y de diversas patologías como la diabetes y el alzhéimer.
Los incrementan la contaminación, los humos, las radiaciones solares y la mala alimentación. Por ese motivo es necesario consumir alimentos antioxidantes, ricos en vitaminas A, C, E y selenio, abundantemente presentes en las verduras, el pescado, el aceite de oliva y el té verde.

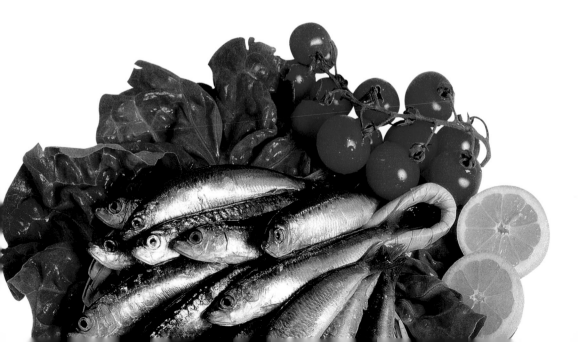

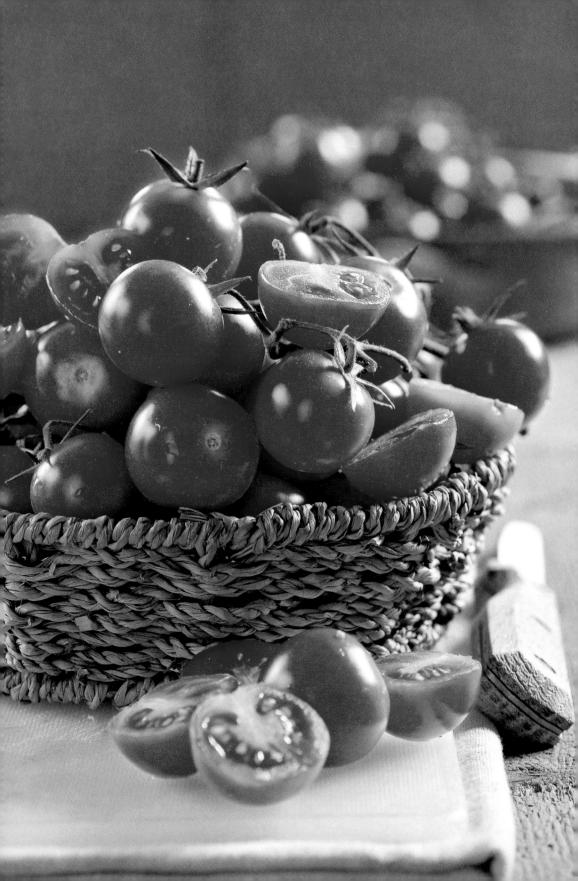

LOS ALIMENTOS

Para tener acceso a todos los principios nutritivos que el organismo requiere es fundamental ingerir la máxima variedad posible de alimentos: en realidad, en la naturaleza no existe un alimento «completo» capaz de satisfacer por sí mismo todas las necesidades nutricionales de nuestro cuerpo. Una alimentación sana debe incluir carnes, pescados, verduras, cereales, hortalizas, legumbres, fruta, huevos y lácteos.

Carnes

Son ricas en proteínas y requieren menos tiempo de digestión si la cocción se realiza a baja temperatura. Están constituidas por proteínas, grasas, sales minerales (hierro, potasio, fósforo), vitaminas y agua. Las proteínas son fundamentales para la construcción y la reconstrucción de los músculos. Las calorías que aporta la carne de vaca van de las 127 por cada 100 g (3,5 oz) de carne magra a las 300 de la carne grasa.

Blancas, rojas y negras
Las carnes se dividen en blancas, rojas
y negras.
Carnes blancas: cabrito, cordero, cerdo,
cordero, pavo, conejo... Contienen pocas
fibras musculares, casi ninguna grasa y son
las más digestivas.
Carnes rojas: buey, caballo, carnero, pato,
pintada. Son las más ricas en sangre y, en
consecuencia, en hierro.
Caza (llamadas a veces negras): las de
animales salvajes. Son carnes compactas,
oscuras y ricas en tejido conjuntivo.

Pescados

Tienen un alto contenido en proteínas, menor en los peces de agua dulce. El contenido de lípidos varía mucho entre las distintas especies; el pescado es rico en ácidos grasos poliinsaturados importantes en la defensa contra los procesos arterioescleróticos (la degeneración de las arterias provocada por factores de riesgo cardiovascular). Su contenido de ácidos grasos omega-3 hace de este alimento un potente aliado del corazón: estos ácidos grasos esenciales modifican la tendencia de las plaquetas a agregarse, lo que reduce a su vez el riesgo de formación de trombos. El valor nutricional del pescado no depende de su precio: la dorada, el salmón, el dentón o el lenguado son más caros que, por ejemplo, las sardinas porque son de sabor delicado y se preparan con mayor facilidad. El pescado azul (boquerones, sardinas, caballa) es, sin embargo, el más sano: su baratura relativa se debe únicamente al hecho de que se conserva durante menos tiempo y hay que consumirlo antes. También los moluscos contienen elementos útiles para el organismo: los calamares, las sepias y los pulpos (es decir, los cefalópodos) son ricos en zinc, un mineral antienvejecimiento, mientras que los mejillones contienen más hierro que un bistec.

Cereales

Son la fuente principal de energía por su alto contenido en carbohidratos. Proporcionan además proteínas (gluten), fibra (celulosa), vitaminas (grupo B) y sales minerales, sustancias presentes sobre todo en las harinas integrales no tamizadas. Entre los cereales más importantes hay que contar la avena, el trigo, el trigo sarraceno, el maíz, la cebada, el arroz y el centeno. La avena es rica en proteínas y en grasas poliinsaturadas; los copos de avena combinados con leche o con yogur son una opción excelente para el desayuno. Hay dos clases de trigo: el tierno (para panes y dulces) y el duro, que se utiliza para la pasta. Contiene proteínas, constituidas por el gluten. El de grano entero, además de proteínas, recoge en su interior vitaminas y aceites. El trigo sarraceno es muy nutritivo y rico en sales minerales (hierro) y en vitaminas del grupo B. El maíz tiene un contenido discreto de fibra y carece del gluten.

La cebada, junto con el arroz, es una de las mejores fuentes de carbohidratos y tiene un contenido discreto de fibra. En el arroz, como en el maíz, está ausente el gluten, pero no los carbohidratos. En las versiones integrales, las que no han sido sometidas a elaboración, el arroz mantiene inalteradas las vitaminas y las sales minerales. El centeno contiene proteínas y una buena cantidad de carbohidratos; su harina es de bajo contenido en gluten.

Verduras

Con un contenido de agua aproximado del 85 %, aportan vitaminas (principalmente A y C), sales minerales y fibra alimentaria, sobre todo si se consumen crudas. Provocan una sensación de saciedad y suman poquísimas calorías, una ventaja que no puede dejar pasar quien desea perder peso. Por cuanto concierne a la preparación, el mejor método es hacerlas al vapor, ya que la cantidad de sales minerales y de vitaminas no se altera demasiado.

Legumbres

Judías, lentejas, garbanzos, habas, guisantes y soja son muy energéticos y representan una categoría de alimentos fundamental para nutrirse de modo completo; aportan una

Legumbres, pros y contras
Quien sufra de dispepsias, colitis e hinchazón abdominal no debe abusar de las legumbres. Quien no quiere renunciar a consumirlas puede tomarlas en forma de puré, porque así se tritura la fibra. Por otro lado, esa fibra en la que abundan es un componente vegetal no digerible que mejora la motilidad intestinal. Cocinar las legumbres agregando algas kombu o una hoja de laurel ayuda a contener la fermentación intestinal.

sustancial cantidad de almidón y estimables porcentajes de hierro, magnesio, calcio y potasio. Suministran, además, numerosas vitaminas del grupo B. En las legumbres se encuentran todos los aminoácidos esenciales excepto la cisteína y la metionina, que sí se hallan en los cereales. La soja tiene un elevado contenido en proteínas, cerca del 40 %, respecto de otras legumbres, en las que este porcentaje baja a la mitad, es rica en carbohidratos y lípidos y disminuye el colesterol. Con soja se preparan filetes vegetarianos abundantes en vitaminas y sales minerales.

Fruta

Rica en agua, fibra, vitaminas, sales minerales y azúcares como la fructosa y la sacarosa, no debe faltar nunca en nuestra alimentación. Por ejemplo, las frutas (y las verduras) de color amarillo anaranjado (albaricoques, melón, zanahorias, pimientos), son ricas en carotenos (vitamina A), mientras que los cítricos y el kiwi abundan en vitamina C.

Los frutos rojos (fresones, sandía, cerezas…) son beneficiosos para la memoria y la piel, aunque los pertenecientes a la familia de los violetas (arándanos, ciruelas negras) tienen propiedades análogas. El aporte calórico de la fruta es escaso: entre 35 y 50 calorías por cada 100 g (3,5 oz). Independientemente del color, es importante recordar que no hay una fruta o una verdura más saludable que las demás. Lo mejor, sin duda, es variar el consumo cuanto se pueda, según la estacionalidad de los productos.

Pero no es todo: las frutas y las verduras protegen de los trastornos cardiovasculares y disminuyen el riesgo de tumores.

Huevos

Representan un alimento importante porque contienen proteínas nobles, es decir, ricas en aminoácidos indispensables para la vida, como lisina y metionina, vitaminas (A, B2, B12, D y E), sales minerales (hierro) y sustancias protectoras del hígado, como la colina. Son abundantes en colesterol (unos 500 mg –0,01 oz– cada 100 g –3,5 oz–), contenido exclusivamente en la yema: si no se quiere renunciar a las fundamentales proteínas de este alimento puede consumirse solo la clara, que carece de colesterol.

Leche y lácteos

La leche de vaca es un alimento completo: contiene proteínas, azúcares (lactosa) y lípidos fácilmente asimilables. Proporciona casi todos los elementos fundamentales para nutrirse bien, entre ellos el calcio y la vitamina B12. El yogur se obtiene de la fermentación de la leche mediante la adición de dos microorganismos (*Lactobacillus bulgaricus* y *Streptococcus thermophilus*) que provocan la acidificación de la lactosa y la coagulación de la caseína, proteína de la leche. Su valor nutritivo es semejante al de esta. Los quesos frescos tienen menos calorías que los curados que, sin embargo, aportan mayores cantidades de proteínas: el parmesano, por ejemplo, es fácil de digerir y representa una óptima fuente de calcio y de vitaminas A, B6 y B12. Todos los tipos de queso contienen proteínas, lípidos y calcio, mientras que la lactosa y las vitaminas del grupo B se eliminan después de la coagulación.

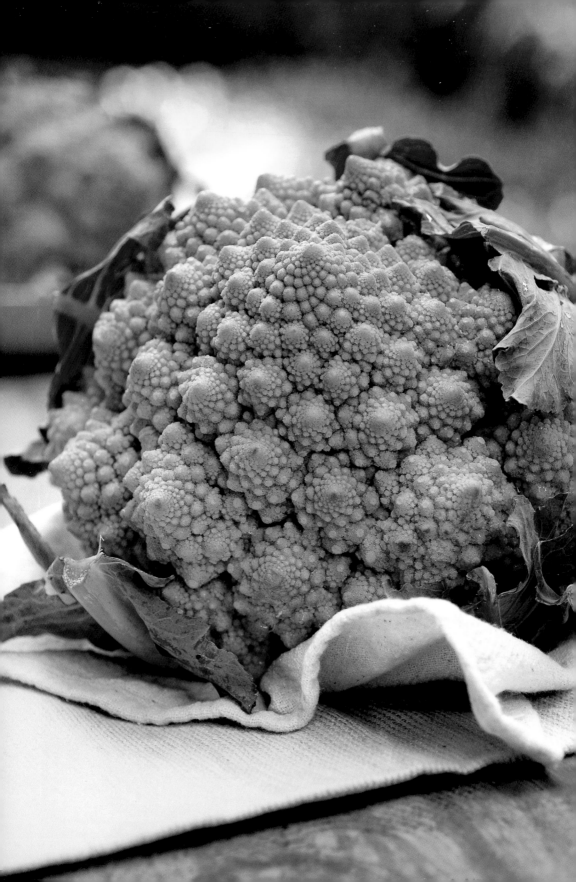

ACTIVIDAD FÍSICA, DIETA Y BIENESTAR

Es una buena norma mantenerse siempre en movimiento para aumentar el consumo calórico y tonificar músculos y tejidos. Si no se frecuenta un gimnasio ni se practican deportes, aconsejo realizar la actividad física más asequible y sencilla, es decir, andar. Hay que realizarla, eso sí, con constancia y durante todo el año. Todos pueden practicarla y permite consumir, sobre todo, las grasas de depósito. Una hora de caminar quema unas 300 kcal, es decir: en 10 días se elimina medio kilo (17 oz) aproximadamente de grasa corporal.

Cuando se recorre un kilómetro (0,62 millas), se consume una caloría por kilo de peso, por ejemplo: un hombre de 90 kg (198 lb) de peso que camine 5 kilómetros, aunque lo haga en dos veces, consume 450 calorías (que corresponden a 50 g (1,8 oz) de grasa corporal). Las ventajas son múltiples: después de un mes de ejercicio, el caminante es capaz de recorrer mayores distancias con menor fatiga y percibe un incremento del bienestar y una mejora del humor. Y, sobre todo, el peso empezará a bajar. Después de tres meses de paseos cotidianos la caída del peso será más evidente y se habrán reducido los valores sanguíneos de colesterol total, de colesterol LDL (el colesterol malo) y de triglicéridos. Aumentará por el contrario la tasa de colesterol HDL (el bueno), descenderá la presión arterial y mejorarán las cifras de glucosa en sangre (la glucemia). Hay una ventaja adicional que, aunque no se note, no es menos importante: la reducción del riesgo de contraer enfermedades ligadas a la vida sedentaria, a la inactividad física. El ejercicio regular, es decir, el que se realiza todos los días, agrega años a la esperanza de vida. Dos publicaciones aparecidas en 2008 en la revista *Archives of Internal Medicine* han estudiado la supervivencia de 2.357 sujetos sanos,

incluidos en el estudio en 1982 y que habían alcanzado los 71 años de edad. A una distancia de 25 años, de este grupo todavía viven, con buena salud, 970 personas, es decir, el 41 % del grupo de partida. Esta longevidad excepcional está vinculada a un estilo de vida saludable, pero sobre todo a la actividad física cotidiana. Una segunda publicación concierne a un estudio realizado sobre 2.400 gemelos homocigóticos. Los cromosomas de los individuos activos se han mantenido íntegros durante más tiempo, demostrando, también en este caso, el efecto antienvejecimiento del ejercicio físico regular. La mejoría, incluso espectacular, que se obtiene pasando de una vida sedentaria a una vida físicamente activa, depende de la funcionalidad cardiaca que la actividad motora comporta: el corazón que de sedentario pasa a activo podrá bombear más oxígeno a los tejidos y mejorará por tanto su funcionamiento. Esto vale para todos los órganos y para todas las funciones del organismo.

¡Qué suerte tener perro!
Quien tenga un perro paseará junto a él por lo menos 40-45 minutos al día, lo que resulta muy beneficioso para mejorar y mantener la forma física. Para aquellos que tienen perros particularmente vivaces se organizan las carreras llamadas Agility: los animales aprenden a saltar vallas y a recorrer túneles. Como el amo debe seguir a su animal de cerca, puede quemar en una hora de circuito entre 500 y 600 calorías. Interesante, ¿verdad?

Sobrepeso y obesidad

En primer lugar, hay que hacer una distinción importante entre *sobrepeso* y *obesidad:* el primero indica un incremento del peso corporal de entre el 10 y el 20 % respecto al peso ideal del individuo; cuando el aumento promedio supera el 20 % del peso ideal, se empieza a hablar de obesidad. Dicho esto, ¿cómo saber si las cantidades de alimentos que consumimos son las adecuadas? La báscula lo dice, pero no es necesario pesarse todos los días: basta una vez por semana en las mismas condiciones (por ejemplo, por la mañana, en ayunas y sin ropa). Hay fluctuaciones del peso que dependen del estado de hidratación; determinados alimentos como el pan y la pasta acumulan glicógeno en los tejidos musculares, por lo que aumenta la hidratación y se pesa más. No comer pan ni pasta durante un día puede hacer perder hasta un kilogramo (2,2 lb) de peso, pero se trata de agua, no de grasa.

¿Por qué se engorda? La causa es un desequilibrio entre un aporte energético excesivo, debido a su vez al consumo de alimentos excesivamente calóricos, y una reducción del gasto energético provocada por una vida sedentaria o una actividad física escasa. Las calorías superfluas así ingeridas se almacenan en forma de grasa, principalmente en el tejido adiposo. Para combatir el aumento de peso es necesario modificar el estilo de vida; cambiando unas pocas costumbres se obtienen grandes resultados.

Cómo calcular el IMC (Índice de Masa Corporal)

Un método sencillo para evaluar el exceso de grasa corporal es calcular el índice de masa corporal o IMC. Basta con pesarse y medirse la altura, si no se sabe, para valorar si se sufre sobrepeso u obesidad. El IMC es, en realidad, la relación entre el peso y la altura; este valor se utiliza en todas las investigaciones del mundo porque es objetivo, reproducible y puede utilizarse para cuantificar y confrontar diferentes datos. A fin de ser considerado como alguien de peso normal, su valor de IMC debe ajustarse a los parámetros que se indican en la tabla de esta página, y que son distintos para hombre y para mujer.

La medida estándar se obtiene mediante la relación altura/peso. De estas medidas se calcula el IMC mediante una sencilla operación. Por ejemplo, si una paciente pesa 80 kg (176 lb) y mide 160 cm (63 pulgadas), su IMC será: $80 / (1,6 \times 1,6) = 31,25$

IMC	mujer	hombre
valores normales	18,5 – 24	19,5 – 24,5
sobrepeso	24 – 30	24,5 – 30
obesidad media	superior a 30	superior a 30
obesidad grave	superior a 40	superior a 40

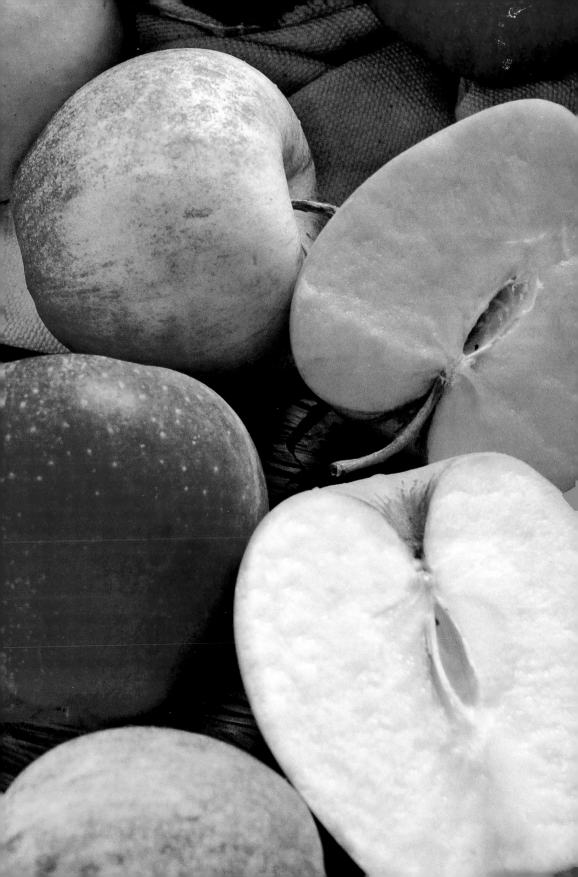

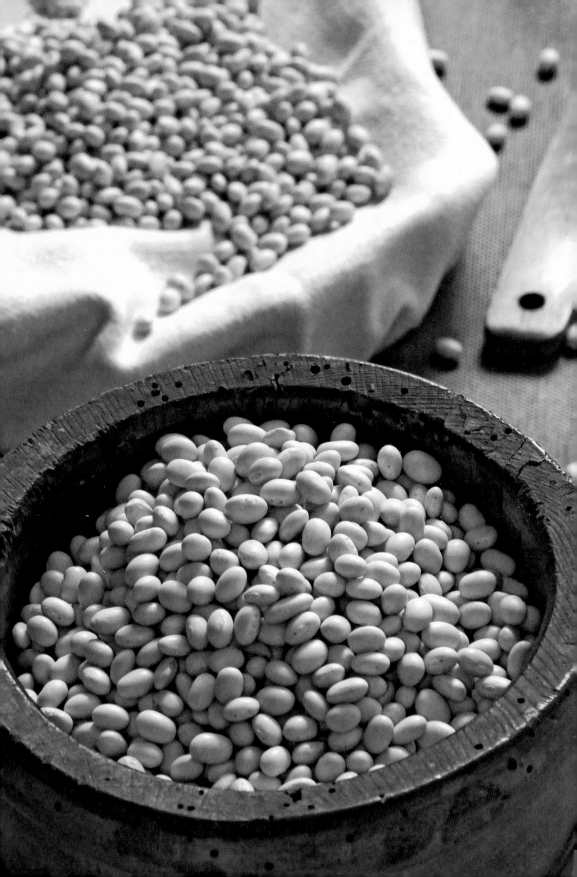

LAS PRINCIPALES TÉCNICAS DE COCCIÓN

El modo de cocinar tiene gran importancia en la preparación de nuestros platos, ya que la manera en que cocinamos un alimento influye también en su valor energético final.

Lo mejor es la sencillez: cada verdura, carne o cereal tiene su sabor particular que, según el tipo de preparación, dará origen a distintos guisos. En este volumen, por ejemplo, los alimentos fotografiados se han cocido al vapor, se han hervido en agua o, en el caso de carnes, pescados o huevos, se han frito en sartén antiadherente con muy poco aceite, a fin de garantizar la conservación del máximo de sus virtudes organolépticas y nutricionales. Vale la pena, sin embargo, conocer las técnicas más difundidas.

Cocer al vapor

Este tipo de cocción, que resulta particularmente indicado para verduras y pescado, se realiza depositando los alimentos en un cestito de acero o de bambú trenzado. Se echan 2 cm (0,78 pulgadas) de agua en el fondo de la cazuela, se deposita el cesto de forma que los alimentos no se sumerjan en el agua, se lleva a ebullición y se cuece a fuego lento el tiempo necesario. Con esta técnica, los resultados son similares a los que se obtienen hirviendo los alimentos, pero los sabores quedan intactos y se evita que el agua de cocción arrastre nutrientes preciosos.

Hervir en agua

Hervir es una técnica culinaria muy sencilla. El tiempo de cocción varía según el alimento de que se trate y la cantidad que se hierva; por lo general se sumerge en el agua aún fría, se lleva a ebullición, se añade un poco de sal y se deja cocer el tiempo preciso. Es importante, sin embargo, no sumergir en el agua las verduras de hoja verde antes de que esta hierva. Como en el caldo de cocción quedan muchos elementos nutritivos, se puede reutilizar para tomarlo como caldo de verduras o, acompañado de pasta o arroz, como sopa.

Hacer al horno

Este procedimiento exige atención y precisión para dar los mejores resultados, pero permite preparar muchos platos sabrosos. La cocción de los alimentos en el horno tradicional se realiza mediante convención de aire caliente a una temperatura que oscila entre 150 y 250 °C (300 y 480 °F). Además del aire como medio de convección, hoy tenemos posibilidad de usar vapor. La combinación con el vapor ha contribuido a que el horneado de los alimentos se considere en la actualidad una técnica ligera y dietética, ya que no necesita de ningún tipo de grasa. Vale la pena recordar, sin embargo, que la cantidad de grasa que ha de usarse en las recetas al horno es muy limitada.

Saltear en sartén

Esta técnica, que se encuentra entre las más difundidas porque es posible obtener con ella resultados muy apetitosos, consiste en mantener el movimiento los ingredientes dentro de una sartén, mejor si es antiadherente y en cualquier caso con poquísimo aceite, sobre una llama viva. Antes de realizar esta operación conviene trocear muy bien los ingredientes para que la cocción sea rápida. Las verduras, en especial, deben cortarse lo más finas posible.

Cocer a la cazuela

Se trata de cocer despacio y durante mucho tiempo en una cazuela cubierta. Este procedimiento, particularmente adecuado para combinar carnes y verduras, es similar al de la cocción al vapor, con la diferencia de que los alimentos no se cuecen solo con el vapor, sino también con caldo o vino a los que se pueden añadir hierbas y especias. Además, los líquidos contenidos en los alimentos no se desperdician, sino que contribuyen a dar sabor al plato. Por lo general, los ingredientes de un estofado se saltean primero con aceite o mantequilla; es deseable, sin embargo, limitar el uso de los condimentos grasos para obtener recetas más ligeras.

Cocer en olla exprés

Cocer en olla exprés, o de presión, es una técnica sana y muy útil para preparar alimentos tales como cereales integrales y legumbres: los garbanzos, por ejemplo, quedan tiernos y enteros al mismo tiempo. La idea de que la olla exprés alcanza temperaturas demasiado elevadas que dañan algunos de los nutrientes de los alimentos es del todo infundada: la temperatura se eleva solamente de 10 a 20 °C (22,5 a 45 °F) más por encima los 100 °C (225 °F), por lo cual también las hortalizas pueden cocerse en la olla exprés y seguirán estando buenas. El ahorro de tiempo es importantísimo. La única dificultad reside en calcular bien los tiempos para evitar la cocción excesiva y la cantidad de agua que debe añadirse, variable según el tipo de alimento. Todas las ollas exprés indican en su interior el nivel máximo de líquido que admiten sin que pueda haber riesgos.

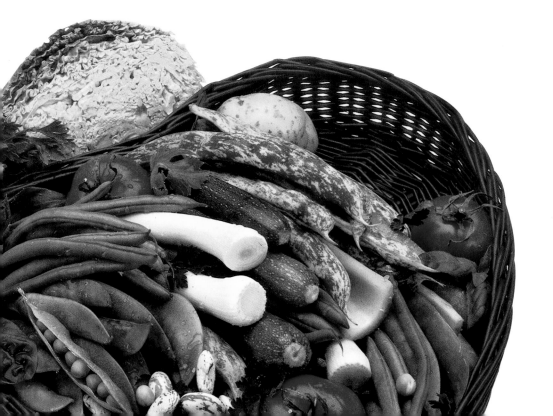

CÓMO LEER LA DIETA

En esta página se ha esquematizado uno de los menús principales previstos en las dos dietas de este volumen: deberá servir de ayuda para decidir lo que se quiere comer.

• Para cada plato (primero, segundo, guarnición) hay tres opciones: esto significa que se puede combinar uno de la primera línea, o grupo, con otro de la segunda y otro de la tercera, según el gusto de cada cual. Se pueden cruzar los platos como se ilustra en el dibujo de abajo a la derecha.

• En cada plato fotografiado se indican el peso en crudo y la correspondencia calórica de esa específica cantidad de producto. En la página 165 presentamos la tabla de contenidos calóricos,

ordenada alfabéticamente dentro de cada grupo de alimentos. Resulta muy útil para conocer el valor calórico de los principales alimentos: el lector podrá valorar el aporte energético de las alternativas a los platos fotografiados para variar ulteriormente el menú. El contenido calórico, por convención, corresponde a 100 g (3,5 oz) de producto.

• En ocasiones y por exigencias nutricionales, la ensalada cruda se propone en una cantidad doble de la que cabe en el plato fotografiado: en este caso se indica entre paréntesis la acotación «2 platos» (ver foto de abajo a la izquierda).

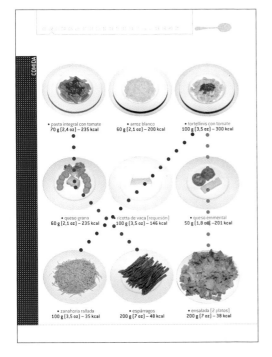

COMIDA

• pasta integral con tomate
70 g (2,4 oz) – 235 kcal

• arroz blanco
60 g (2,1 oz) – 200 kcal

• tortellinis con tomate
100 g (3,5 oz) – 300 kcal

• queso grana
60 g (2,1 oz) – 235 kcal

• ricotta de vaca (requesón)
100 g (3,5 oz) – 146 kcal

• queso emmental
50 g (1,8 oz) – 201 kcal

• zanahoria rallada
100 g (3,5 oz) – 35 kcal

• espárragos
200 g (7 oz) – 48 kcal

• ensalada (2 platos)
200 g (7 oz) – 38 kcal

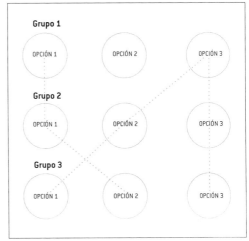

Grupo 1

OPCIÓN 1   OPCIÓN 2   OPCIÓN 3

Grupo 2

OPCIÓN 1   OPCIÓN 2   OPCIÓN 3

Grupo 3

OPCIÓN 1   OPCIÓN 2   OPCIÓN 3

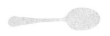

El símbolo de la cuchara indica que puede utilizarse una sola cucharada de aceite de oliva virgen extra, ya sea para cocinar o para sazonar.

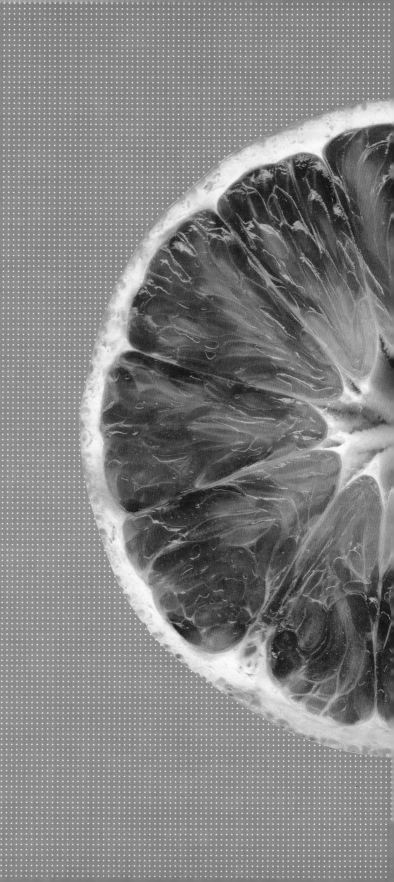

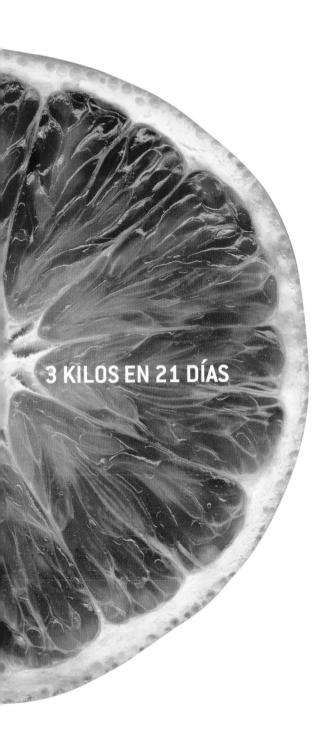

3 KILOS EN 21 DÍAS

DÍA 01

DESAYUNO

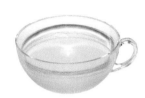

• leche semidesnatada
100 g (3,5 oz) – 46 kcal

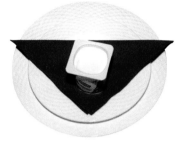

• yogur desnatado
125 g (4,4 oz) – 45 kcal

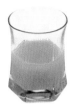

• zumo de naranja
100 g (3,5 oz) – 33 kcal

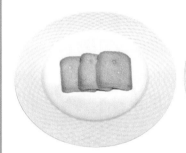

• 3 biscotes
30 g (1 oz) – 122 kcal

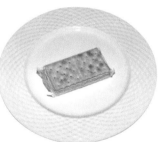

• *crackers*
30 g (1 oz) – 128 kcal

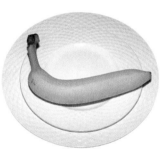

• plátano
150 g (5 oz) – 100 kcal

TENTEMPIÉ

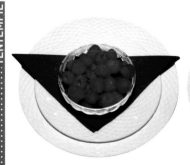

• frambuesas
130 g (4,5 oz) – 45 kcal

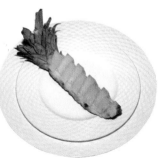

• piña
100 g (3,5 oz) – 40 kcal

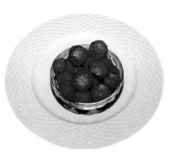

• fresones
200 g (7 oz) – 54 kcal

SALSA DE TOMATE *LIGHT*

La pasta es un alimento rico en carbohidratos y, en consecuencia, una óptima fuente de energía. Si se respetan las cantidades aconsejadas por el nutricionista, no engorda, pero si se adereza con salsas de alto contenido en grasa, las calorías del plato pueden duplicarse. Para sortear este riesgo, las recetas proponen una salsa de tomate ligera, muy fácil de preparar y casi de cero calorías. Se necesita una lata de tomates pelados (o, si se prefiere, 200 g –7 oz– de tomates maduros), un pellizco de sal, media cucharadita (de café) de aceite de oliva virgen extra, y media cucharada (sopera) de cebolla picada. Se unen todos los ingredientes en una sartén y se tienen a fuego vivo sin tapa durante 5-10 minutos, hasta que la salsa se reduzca; conviene incorporar una pequeña cantidad de azúcar o de edulcorante a fin de reducir la acidez del tomate. Si se desea, puede triturarse con batidora antes o después de la cocción. También se le pueden añadir unas cuantas hojas de albahaca fresca o un tercio de ramillete de perejil picado. Lo restringido de las grasas no penaliza el sabor, que viene subrayado por las hierbas aromáticas y las eventuales especias, como guindilla o pimienta, que se agregan al gusto y tienen nulo contenido calórico.

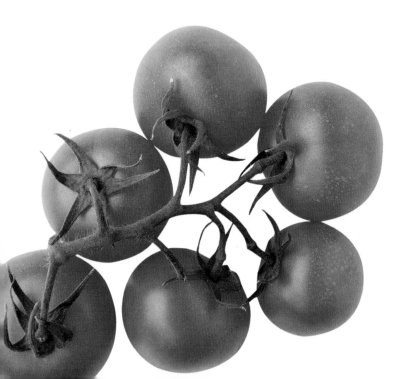

COMIDA

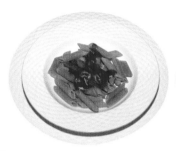

● pasta integral con tomate
70 g (2,4 oz)– 235 kcal

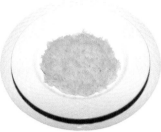

● arroz blanco
60 g (2,1 oz) – 200 kcal

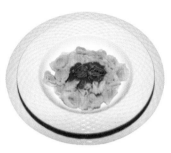

● *tortellini* con tomate
100 g (3,5 oz) – 300 kcal

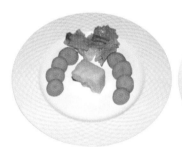

● queso *grana*
60 g (2,1 oz) – 235 kcal

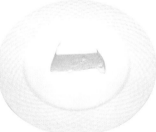

● *ricotta* de vaca (requesón)
100 g (3,5 oz) – 146 kcal

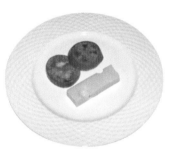

● queso emmental
50 g (1,8 oz) –201 kcal

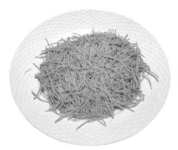

● zanahoria rallada
100 g (3,5 oz) – 35 kcal

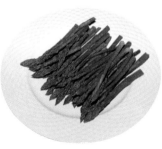

● espárragos
200 g (7 oz) – 48 kcal

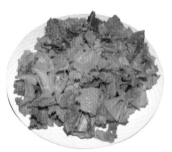

● ensalada (2 platos)
200 g (7 oz) – 38 kcal

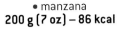

MERIENDA

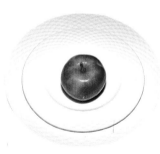

• manzana
200 g (7 oz) – 86 kcal

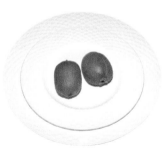

• dos kiwis
240 g (8,5 oz) – 106 kcal

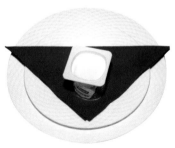

• yogur entero
125 g (4,4 oz) – 81 kcal

LECHUGA PARA DEPURARSE

Para variar el tipo de ensalada de la dieta visual, puede utilizarse también la lechuga: aporta celulosa, vitamina A y oligoelementos y, como se compone de agua en un 95 %, es muy depurativa e hidratante. Contiene además cantidades moderadas de compuestos de suave acción sedante (calcio y magnesio), por lo que se aconseja para las personas nerviosas, hiperactivas y proclives a sentir ansiedad.

EL KIWI, UNA BOMBA VITAMÍNICA

Es, en términos absolutos, la fruta más rica en vitamina C (¡su contenido supera al de la naranja!). Suministra además una buena cantidad de potasio, útil para combatir el cansancio muscular y los calambres. No conviene abusar de su consumo, sin embargo: más de dos al día pueden tener un excesivo efecto laxante, provocado por los compuestos semigelatinosos de la pulpa.

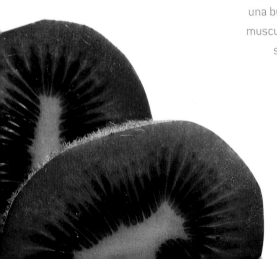

CENA

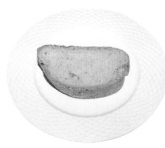

• rebanada de pan
40 g (1,4 oz) – 116 kcal

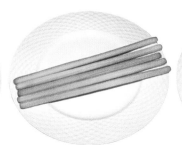

• palitos de pan
25 g (0,9 oz)– 108 kcal

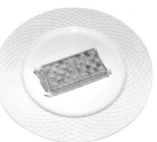

• *crackers*
30 g (1 oz) – 128 kcal

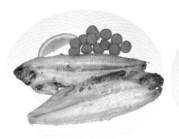

• gallos de ración
200 g (7 oz) – 166 kcal

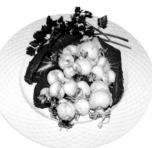

• chipirones
200 g (7 oz) – 144 kcal

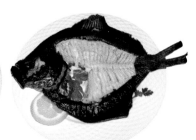

• rodaballo
150 g (5 oz) – 162 kcal

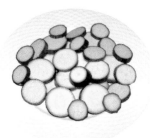

• calabacines
250 g (9 oz) – 28 kcal

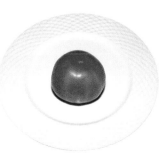

• tomate
200 g (7 oz) – 38 kcal

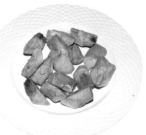

• alcachofas
200 g (7 oz) – 44 kcal

DÍA 02

DESAYUNO

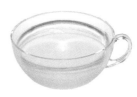

• leche desnatada
150 g (5 oz) – 54 kcal

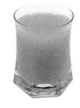

• zumo de naranja
200 g (7 oz) – 66 kcal

• leche entera
100 g (3,5 oz) – 64 kcal

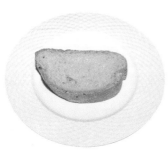

• rebanada de pan
40 g (1,4 oz) –116 kcal

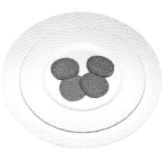

• 4 galletas integrales
30 g (1 oz) – 120 kcal

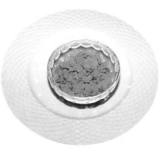

• copos de maíz
30 g (1 oz) – 90 kcal

TENTEMPIÉ

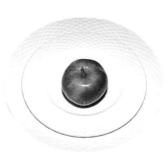

• manzana
200 g (7 oz) – 86 kcal

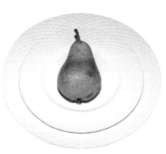

• pera
200 g (7 oz) – 70 kcal

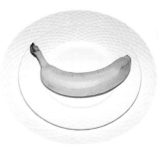

• plátano
100 g (3,5 oz) – 65 kcal

COMIDA

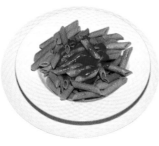

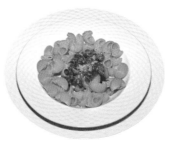

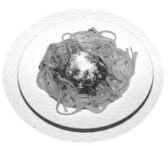

• pasta integral con tomate
100 g (3,5 oz) – 335 kcal

• pasta de sémola con tomate
80 g (2,8 oz) – 260 kcal

• pasta al huevo con tomate
80 g (2,8 oz) – 292 kcal

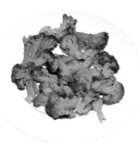

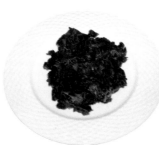

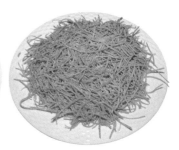

• brécol
250 g (9 oz) – 55 kcal

• espinacas
250 g (9 oz) – 77 kcal

• zanahoria rallada
150 g (5 oz) – 52 kcal

MERIENDA

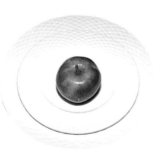

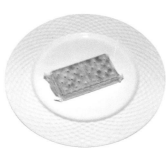

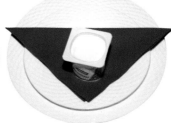

• manzana
200 g (7 oz) – 86 kcal

• *crackers*
30 g (1 oz) – 128 kcal

• yogur entero
125 g (4,4 oz) – 81 kcal

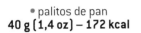

CENA

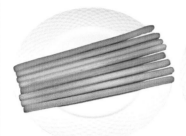

• palitos de pan
40 g (1,4 oz) – 172 kcal

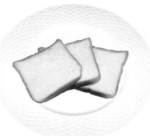

• 3 rebanadas de pan de molde
60 g (2,1 oz) – 173 kcal

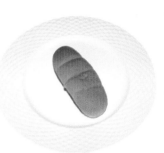

• pan de leche
50 g (1,8 oz) – 150 kcal

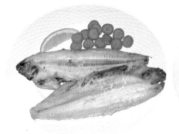

• gallos de ración
200 g (7 oz) – 166 kcal

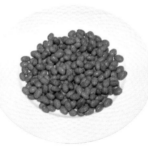

• judías pintas a la cazuela
200 g (7 oz) – 182 kcal

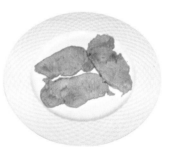

• lomo de cerdo
150 g (5 oz) – 235 kcal

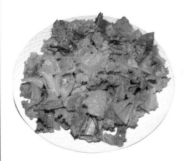

• ensalada
100 g (3,5 oz) – 19 kcal

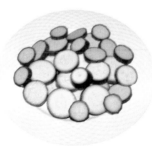

• calabacines
250 g (9 oz) – 28 kcal

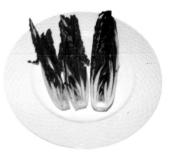

• achicoria roja
150 g (5 oz) – 20 kcal

DÍA **03**

DESAYUNO

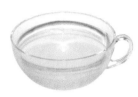

● leche semidesnatada
100 g (3,5 oz) – 46 kcal

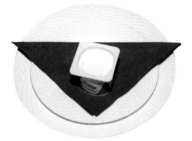

● yogur desnatado
125 g (4,4 oz) – 45 kcal

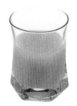

● zumo de naranja
150 g (5 oz) – 50 kcal

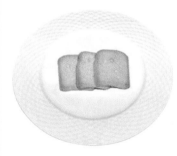

● 3 biscotes
30 g (1 oz) – 122 kcal

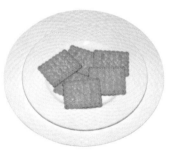

● 6 galletas integrales
35 g (1,2 oz) – 145 kcal

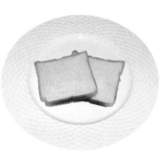

● 2 rebanadas de pan de molde
40 g (1,4 oz) –115 kcal

TENTEMPIÉ

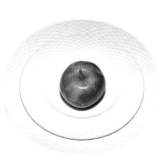

● manzana
200 g (7 oz) – 86 kcal

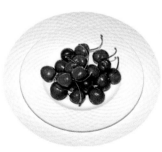

● cerezas
150 g (5 oz) – 57 kcal

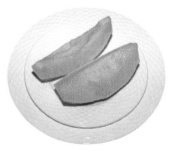

● melón
200 g (7 oz) – 66 kcal

VERDURAS DE HOJA VERDE PARA ESTAR BIEN

Espinacas, lechuga, achicoria... y todos los demás vegetales de hoja
verde oscuro son ricos en provitamina A. Su acción antioxidante es
alta y sus carotenoides parecen inhibir el crecimiento de las células
tumorales. Las espinacas, además, son ricas en ácido fólico, esencial
para la formación de glóbulos rojos y muy valioso en la prevención
de malformaciones fetales durante el embarazo (espina bífida, por
ejemplo); contienen también hierro, que combate el cansancio,
y vitamina K, que desarrolla una acción antihemorrágica y es
indispensable para la coagulación de la sangre.

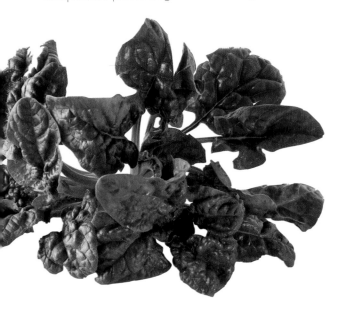

POLLO Y PAVO: POCA GRASA Y POCAS CALORÍAS

Las carnes propuestas en la dieta visual (vaca/ternera y cerdo)
pueden reemplazarse por pollo y pavo, abundantes en proteínas
nobles y fácilmente digeribles, sobre todo si se cocinan de modo
sencillo (a la plancha, a la sartén, cocidas). Su aporte calórico es
moderado: 100 g (3,5 oz) de pechuga de pollo aportan unas 100 kcal
mientras que 100 g (3,5 oz) de muslo de pavo equivalen a unas
107 kcal. También su contenido de grasas y por tanto, de colesterol,
es inferior al de las carnes rojas.

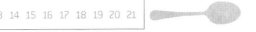

COMIDA

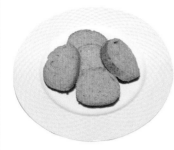

• pan integral
50 g (1,8 oz) – 112 kcal

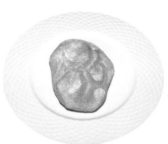

• alcachofa de pan
50 g (1,8 oz) – 135 kcal

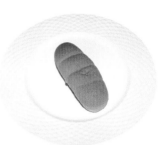

• pan de leche
50 g (1,8 oz) – 150 kcal

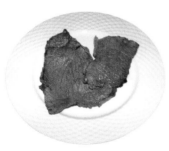

• filete de vaca
200 g (7 oz) – 206 kcal

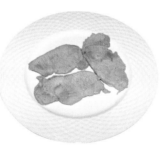

• lomo de cerdo
150 g (5 oz) – 235 kcal

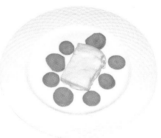

• queso *stracchino*
100 g (3,5 oz) – 300 kcal

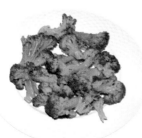

• brécol
250 g (9 oz) – 55 kcal

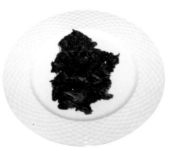

• espinacas
150 g (5 oz) – 46 kcal

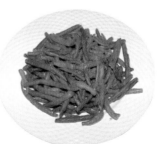

• judías verdes
250 g (9 oz) – 45 kcal

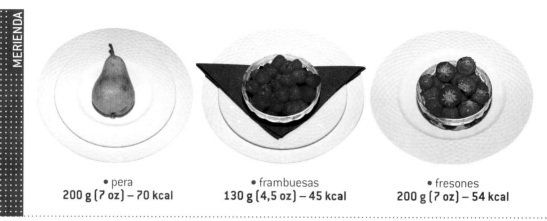

MERIENDA

• pera
200 g (7 oz) – 70 kcal

• frambuesas
130 g (4,5 oz) – 45 kcal

• fresones
200 g (7 oz) – 54 kcal

LAS FRAMBUESAS Y LAS FRESAS PROTEGEN EL CORAZÓN

Dulces y delicadas, las frambuesas contienen vitaminas A y C y ácido málico, que retrasa el envejecimiento y aumenta las defensas. También los fresones, o las perfumadas fresas, tienen un alto nivel de vitamina C (cinco fresones aportan una cantidad prácticamente idéntica a la de una naranja), de potasio y sobre todo de fibra, que acentúa la sensación de saciedad. Contienen además unas enzimas especiales que activan el metabolismo de las grasas y, por tanto, son un aliado más que valioso en las dietas de adelgazamiento. Pero los fresones y las frambuesas son también beneficiosos para el corazón: las semillas de estos frutos abundan muchísimo en fibra insoluble que, según estudios recientes, desarrolla una acción preventiva frente a las patologías cardiacas.

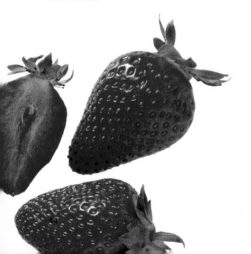

CENA

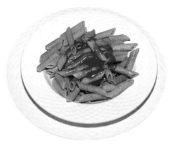
• pasta integral con tomate
100 g (3,5 oz) – 335 kcal

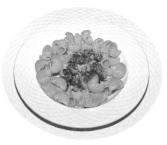
• pasta de sémola con tomate
80 g (2,8 oz) – 260 kcal

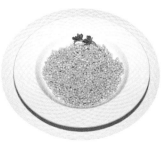
• cebada perlada
80 g (2,8 oz) – 255 kcal

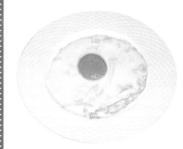
• 1 huevo al plato
60 g (2,1 oz) – 77 kcal

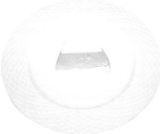
• *ricotta* (requesón) de vaca
100 g (3,5 oz) – 146 kcal

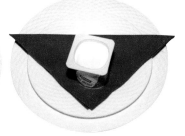
• yogur entero
125 g (4,4 oz) – 81 kcal

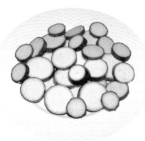
• calabacines
250 g (9 oz) – 28 kcal

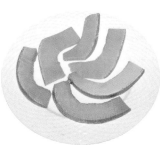
• calabaza
200 g (7 oz) – 36 kcal

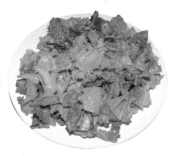
• ensalada
100 g (3,5 oz) – 19 kcal

DÍA 04

DESAYUNO

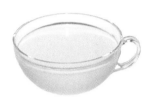

• leche de soja
150 g (5 oz) – 48 kcal

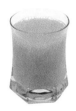

• zumo de naranja
200 g (7 oz) – 66 kcal

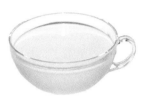

• leche semidesnatada
150 g (5 oz) – 69 kcal

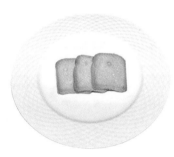

• 3 biscotes
30 g (1 oz) – 122 kcal

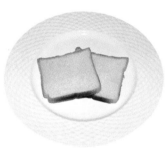

• 2 rebanadas de pan de molde
40 g (1,4 oz) – 115 kcal

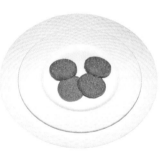

• 4 galletas integrales
28 g (1 oz) – 120 kcal

TENTEMPIÉ

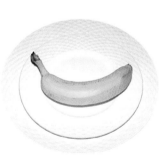

• plátano
100 g (3,5 oz) – 65 kcal

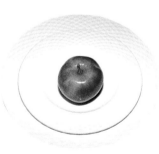

• manzana
200 g (7 oz) – 86 kcal

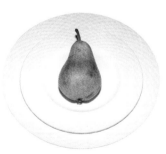

• pera
200 g (7 oz) – 70 kcal

LECHE VEGETAL EN EL DESAYUNO

Una alternativa a la leche de vaca en el desayuno son los diferentes tipos de leches vegetales, que pueden adquirirse sin dificultad en los supermercados. Las opciones son varias: leche de soja, de *kamut,* de avena, de arroz, de almendra. Son naturalmente dulces, carecen de colesterol, lactosa y caseína y, consecuentemente, son aconsejables para quien sufre, por ejemplo, intolerancia a la lactosa, alergia a la caseína o hipercolesterolemia (colesterol alto).

YOGUR DESNATADO CON FRUTA

El yogur desnatado combina un elevado contenido de calcio y vitamina D con una dosis mínima de calorías, por lo que resulta muy adecuado para quien quiere mantener la línea. Es además riquísimo en fermentos lácticos activos, que protegen el intestino y lo defienden de las infecciones. Para variar el menú de la dieta visual, una sabrosa alternativa al yogur desnatado sin más es el yogur desnatado con fruta: el mercado ofrece diferentes sabores con el añadido o el aroma de frutas tradicionales (fresa, ciruela, plátano...), o bien propuestas más exóticas como los yogures con kiwi o papaya. Este producto tiene aproximadamente las mismas calorías que un yogur blanco entero, porque se ha endulzado con fructosa.

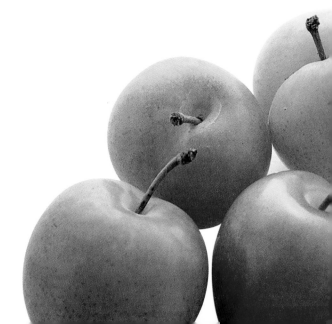

COMIDA

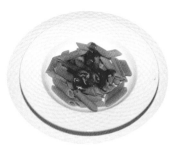

• pasta integral con tomate
70 g (2,4 oz) – 235 kcal

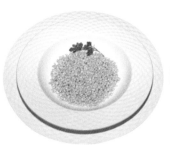

• cebada perlada
60 g (2,1 oz) – 191 kcal

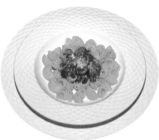

• pasta de sémola con tomate
60 g (2,1 oz) – 212 kcal

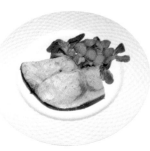

• pez espada
200 g (7 oz) – 236 kcal

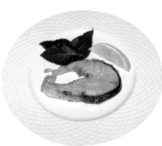

• salmón
150 g (5 oz) – 277 kcal

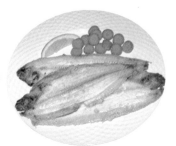

• gallos de ración
300 g (10,6 oz) – 250 kcal

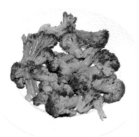

• brécol
250 g (9 oz) – 55 kcal

• espinacas
250 g (9 oz) – 77 kcal

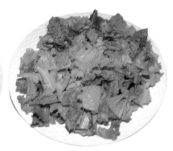

• ensalada (2 platos)
200 g (7 oz) – 38 kcal

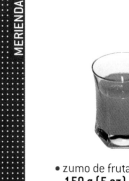

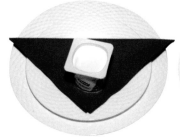

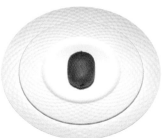

• zumo de fruta sin azúcar
150 g (5 oz) – 52 kcal

• yogur desnatado
125 g (4,4 oz) – 45 kcal

• 1 kiwi
120 g (4,2 oz) – 53 kcal

NO RENUNCIE A UN POCO DE GUINDILLA (EN POLVO O EN TROZOS)

La guindilla es bienvenida en las dietas de adelgazamiento porque, además de
que tiene muchísimas propiedades útiles para la salud, cuenta también con
la capacidad de estimular nuestro metabolismo a quemar más rápidamente
las calorías que ingerimos. Dilata los vasos sanguíneos, mejora la circulación
y disminuye el colesterol de la sangre. La guindilla es una fuente de vitamina
y un poderoso antioxidante. Por si todo esto fuera poco, favorece la digestión:
se trata de un mérito de la capsaicina, componente en el que abunda y que
aumenta la secreción de jugos gástricos. Añada un pellizco de guindilla en
polvo o unos trocitos de guindilla a la salsa de tomate *light* (ver pág. 32)
para darle un punto picante y sabroso, lo que ayuda a restringir el uso de
condimentos grasos. Entre sus virtudes menos conocidas, mencionamos por
último su capacidad descongestionante; los antiguos mayas la utilizaban para
calmar asmas y toses. Se ha descubierto también que la capsaicina induce la
producción de flujo por parte de las glándulas nasales, descongestionando así
la nariz tapada.

CENA

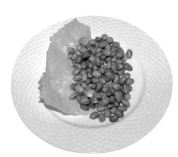

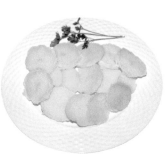

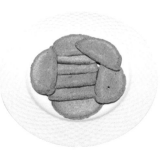

• arroz blanco
60 g (2,1 oz) – 200 kcal

• patatas
200 g (7 oz) – 170 kcal

• biscotes integrales
50 g (1,8 oz) – 200 kcal

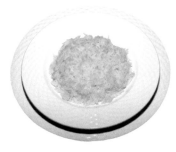

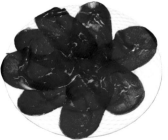

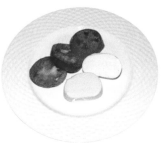

• judías pintas
150 g (5 oz) – 140 kcal

• *bresaola* (cecina de ternera)
110 g (4 oz) – 166 kcal

• *mozzarella*
60 g (2,1 oz) – 152 kcal

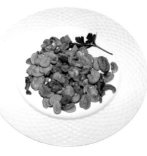

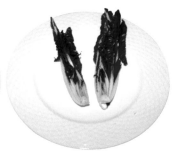

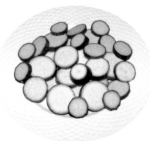

• setas
100 g (3,5 oz) – 20 kcal

• achicoria roja
100 g (3,5 oz) – 13 kcal

• calabacines
250 g (9 oz) – 28 kcal

DÍA 05

DESAYUNO

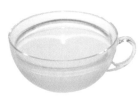

• leche entera
100 g (3,5 oz) – 64 kcal

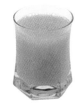

• zumo de naranja
200 g (7 oz) – 66 kcal

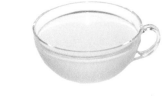

• leche de almendra
100 g (3,5 oz) – 65 kcal

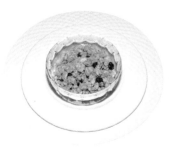

• *muesli*
45 g (1,6 oz) – 164 kcal

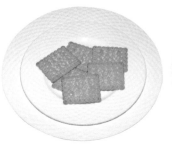

• 6 galletas integrales
35 g (1,2 oz) – 145 kcal

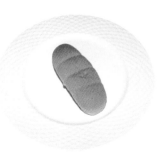

• pan de leche
50 g (1,8 oz) – 150 kcal

TENTEMPIÉ

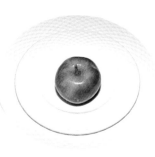

• manzana
200 g (7 oz) – 86 kcal

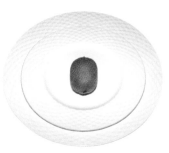

• kiwi
120 g (4,2 oz) – 53 kcal

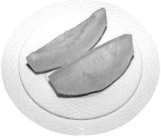

• melón
200 g (7 oz) – 66 kcal

POCA SAL, ESPECIAS EN ABUNDANCIA

No utilice demasiada sal para condimentar los alimentos: la sal estimula el apetito y provoca retención de agua, una de las causas de la celulitis. Un consumo excesivo de sal, además, puede provocar hipertensión, sobre todo en quienes están predispuestos a padecer este trastorno. Según los nutricionistas, bastan 3 gramos (0,1 oz) diarios de sal, cantidad muy inferior a los 10/15 g (0,35/0,5 oz) que por lo general se utilizan. El paladar se habitúa pronto a los sabores mas sosos, sobre todo si se utilizan especias, hierbas aromáticas y sal con bajo contenido en sodio.

ALCACHOFAS PARA MEJORAR LA FUNCIÓN HEPÁTICA

Esta hortaliza, que puede consumirse de noviembre a mayo, es rica en fibra, potasio y cinarina, sustancia de acción hepatoprotectora y depurativa. Las alcachofas favorecen la fluidificación de la bilis (necesaria en la digestión de las grasas) y disminuyen la tasa de colesterol y triglicéridos en la sangre. Son además muy ricas en fibra: 5,5 g (0,19 oz) por cada 100 g; la necesidad diaria de fibra es de unos 15 g (0,5 oz).

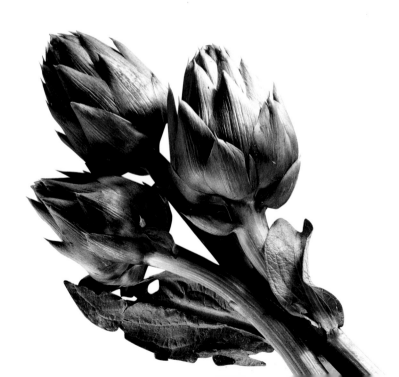

COMIDA

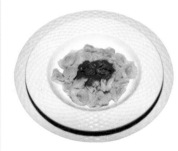

• *tortellini* con tomate
100 g (3,5 oz) – 300 kcal

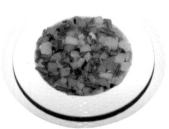

• *minestrone* (sopa de verduras)
350 g (12,3 oz) – 245 kcal

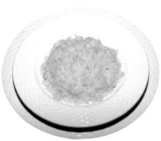

• arroz blanco
90 g (3,2 oz) – 300 kcal

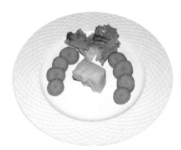

• queso *grana*
60 g (2,1 oz) – 235 kcal

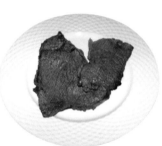

• filete de vaca
200 g (7 oz) – 206 kcal

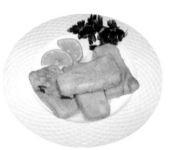

• merluza (o pescadilla)
300 g (10,6 oz) – 213 kcal

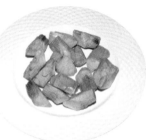

• alcachofas
200 g (7 oz) – 44 kcal

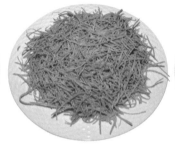

• zanahoria rallada
150 g (5 oz) – 52 kcal

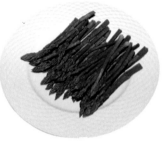

• espárragos
200 g (7 oz) – 48 kcal

MERIENDA

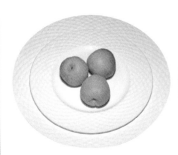

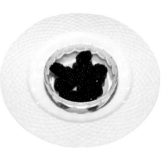

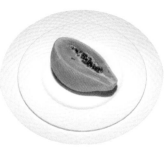

• albaricoques
150 g (5 oz) – 42 kcal

• moras
80 g (2,8 oz) – 30 kcal

• 1/2 papaya
200 g (7 oz) – 56 kcal

LA PAPAYA: EXCELENTE MERIENDA, PERFECTA COMO POSTRE

Esta fruta contiene papaína, enzima que facilita la digestión, favorece la diuresis y ayuda a eliminar los líquidos almacenados que causan la celulitis. Con su zumo se prepara una exquisita bebida relajante.

EL PEREJIL, UN PROTAGONISTA DE LA COCINA

Un ramita de perejil aporta vitamina C y carotenoides a nuestro organismo, y dota de personalidad a sopas, platos de pescado, verduras hervidas o a la plancha, quesos o tortillas: el perejil, de sabor marcado e intenso, se encuentra entre las hierbas aromáticas más versátiles y beneficiosas, gracias a sus propiedades depurativas y diuréticas.

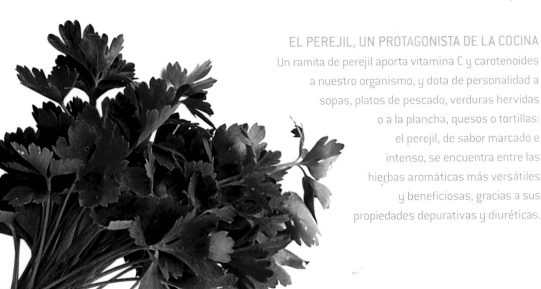

CENA

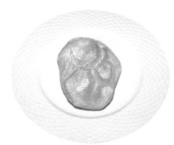

• alcachofa de pan
50 g (1,8 oz) – 135 kcal

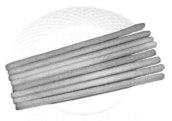

• palitos de pan
40 g (1,4 oz) – 172 kcal

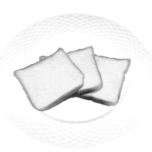

• 3 rebanadas de pan de molde
60 g (2,1 oz) – 173 kcal

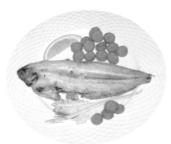

• gallo de ración
100 g (3,5 oz) – 83 kcal

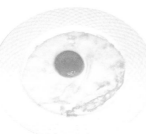

• 1 huevo al plato
60 g (2,1 oz) – 77 kcal

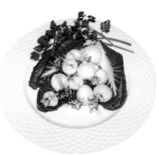

• chipirones
150 g (5 oz) – 108 kcal

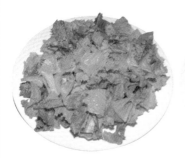

• ensalada (2 platos)
200 g (7 oz) – 38 kcal

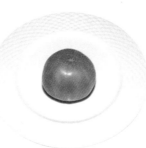

• tomate
200 g (7 oz) – 38 kcal

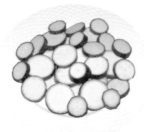

• calabacines
250 g (9 oz) – 28 kcal

3 KILOS EN 21 DÍAS

DÍA 06

DESAYUNO

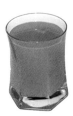

• yogur entero
125 g (4,4 oz) – 81 kcal

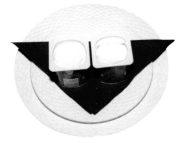

• 2 yogures desnatados
250 g (9 oz) – 90 kcal

• zumo de fruta sin azúcar
200 g (7 oz) – 70 kcal

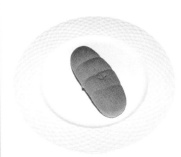

• pan de leche
50 g (1,8 oz) –150 kcal

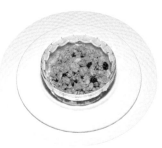

• *muesli*
45 g (1,6 oz) – 164 kcal

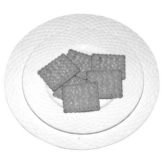

• 6 galletas integrales
35 g (1,2 oz) – 145 kcal

TENTEMPIÉ

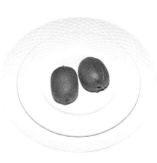

• 2 kiwis
204 g (7,2 oz) – 106 kcal

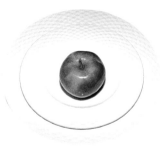

• manzana
200 g (7 oz) – 86 kcal

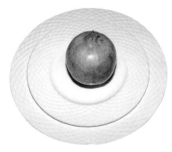

• granada
150 g (5 oz) – 95 kcal

¿BONITO EN CONSERVA? MEJOR AL NATURAL

El bonito de lata al natural tiene un notable contenido proteico (25 g –0,9 oz–
por cada 100 g del producto), así como un bajísimo contenido en grasas
(0,3 g –0,009 oz– por cada 100 g). Además, como se conserva en un líquido
carente de grasas, su aporte calórico es muy pequeño: menos de la mitad del
equivalente en aceite.

LA GRANADA, CONTRA GRIPES Y CATARROS

La granada contiene muchos antioxidantes, como los polifenoles, útiles sobre
todo en invierno para combatir el ataque de virus y bacterias.

LA CALABAZA, BUENA TAMBIÉN PARA LA PIEL

Escasa en calorías (18 kcal por cada 100 g –3,5 oz–), rica en potasio y
minerales como el manganeso y el magnesio, suministra una notable
cantidad de vitamina A y de betacarotenos, pigmentos anaranjados que
favorecen el bronceado. En la cocina ayuda, entre otras cosas, a espesar las
sopas de verdura, motivo por el cual puede sustituir a la patata, más calórica
(85 kcal por cada 100 g –3,5 oz–). En cosmética se utiliza para preparar
una excelente mascarilla que devuelve tonicidad y brillo al cutis, y que es
muy sencilla de preparar: se tritura una loncha de calabaza con un puñado
de semillas, se mezcla el puré con una cucharada de miel y se cubre el
rostro con ello. Después de unos 10 minutos, se aclara con agua tibia. La piel
quedará tersa y luminosa.

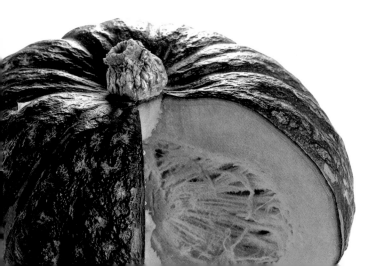

COMIDA

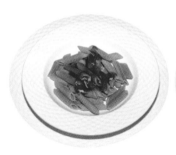

• pasta integral con tomate
70 g (2,4 oz) – 235 kcal

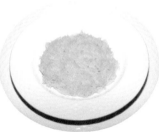

• arroz blanco
60 g (2,1 oz) – 200 kcal

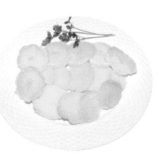

• patatas
200 g (7 oz) – 170 kcal

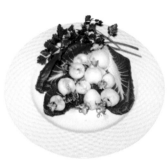

• chipirones
150 g (5 oz) – 108 kcal

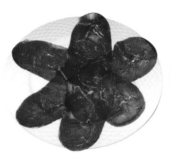

• *bresaola* (cecina de ternera)
60 g (2,1 oz) – 90 kcal

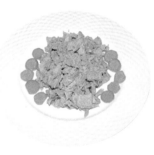

• atún en conserva al natural
100 g (3,5 oz) – 103 kcal

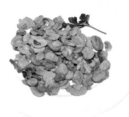

• setas
150 g (5 oz) – 30 kcal

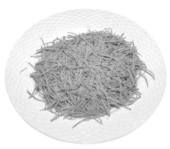

• zanahoria rallada
100 g (3,5 oz) – 35 kcal

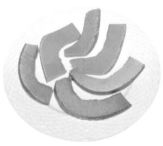

• calabaza
200 g (7 oz) – 36 kcal

MERIENDA

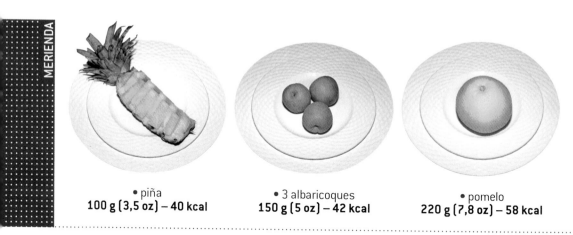

• piña
100 g (3,5 oz) – 40 kcal

• 3 albaricoques
150 g (5 oz) – 42 kcal

• pomelo
220 g (7,8 oz) – 58 kcal

ALBAHACA, UN AROMA INCONFUNDIBLE

Entre las hierbas aromáticas más utilizadas en la cocina, la albahaca, con sus hojas verdísimas de intenso perfume, se añade a las salsas de tomate y a las ensaladas, pero resulta también excelente para sazonar carnes o pescados e incluso para dar el toque final a un puré de verduras que se sirve templado. La infusión de hojas de albahaca es refrescante, ayuda a la digestión y lleva a cabo una acción antibacteriana natural.

MINESTRONE PARA PERDER PESO

Rapidísima de preparar, la sopa de verduras es un aliado precioso de las dietas de adelgazamiento debido a su poder saciante. La receta base de la dieta visual (no pensada para una sola ración, sino para varias) consiste en el uso de un tomate fresco, una zanahoria, tres pencas de apio, medio brécol pequeño, una pequeña cantidad de acelgas, una cebolla grande, un calabacín, un puñado de judías pintas, otro de guisantes, una patata grande, un puñado de judías verdes, un pellizco de sal y un concentrado de caldo sin glutamato. Pueden incorporarse también, según gustos, un manojo de espinacas y un puerro pequeño. Estos ingredientes llevan el contenido calórico de la sopa de verduras hasta los 70 kcal por cada 100 g (3,5 oz), cantidad que disminuye notablemente si se suprimen las patatas y las legumbres (16-20 kcal por cada 100 g –3,5 oz–).

CENA

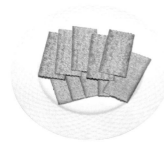

• *crackers* integrales
60 g (2,1 oz) – 252 kcal

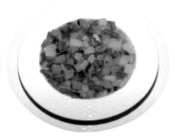

• *minestrone* (sopa de verduras)
350 g (12,3 oz) – 245 kcal

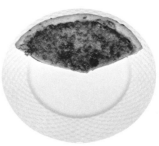

• porción de *pizza* margarita
100 g (3,5 oz) – 271 kcal

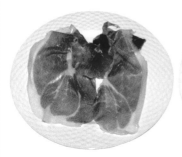

• jamón serrano
50 g (1,8 oz) – 134 kcal

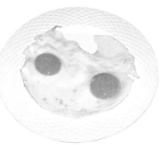

• 2 huevos al plato
120 g (4,2 oz) – 150 kcal

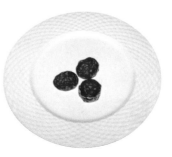

• salami de cazador
30 g (1 oz) – 128 kcal

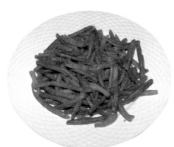

• judías verdes
250 g (9 oz) – 45 kcal

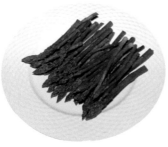

• espárragos
200 g (7 oz) – 48 kcal

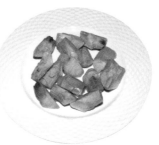

• alcachofas
200 g (7 oz) – 44 kcal

DÍA 07

DESAYUNO

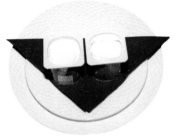

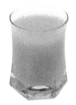

• leche entera
100 g (3,5 oz) – 64 kcal

• 2 yogures desnatados
250 g (9 oz) – 90 kcal

• zumo de naranja
200 g (7 oz) – 66 kcal

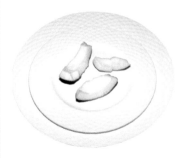

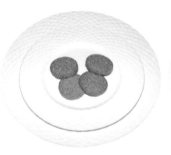

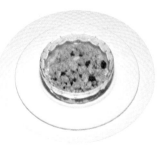

• coco
50 g (1,8 oz) – 182 kcal

• 4 galletas integrales
28 g (1 oz) – 120 kcal

• *muesli*
45 g (1,6 oz) – 164 kcal

TENTEMPIÉ

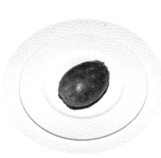

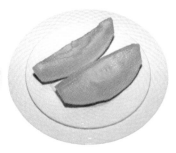

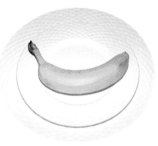

• higo chumbo
120 g (4,2 oz) – 64 kcal

• melón
200 g (7 oz) – 66 kcal

• plátano
100 g (3,5 oz) – 65 kcal

¡COCO FRESCO!

La pulpa de coco fresco es un tentempié sabroso y beneficioso: es rica en potasio y resulta ideal, por ello, para recuperar las sales minerales perdidas con la sudoración. Hay que tener cuidado, sin embargo, porque es un alimento de gran carga calórica. Debe consumirse en las dosis indicadas en esta dieta.

UN PLÁTANO CONTRA EL CANSANCIO Y EL DOLOR DE TRIPA

Los plátanos contienen potasio, mineral importante para combatir el cansancio, y magnesio, útil contra el estrés, el dolor de cabeza, los calambres y el estreñimiento. Se aconsejan también a quien sufre acidez de estómago: su pulpa parece proteger la mucosa gástrica, estimulando la producción de una membrana protectora sobre las paredes del estómago. Hay que recordar, no obstante, que su aporte calórico es de 65 kcal por cada 100 g (3,5 oz) frente a, por ejemplo, las 35 kcal por cada 100 g (3,5 oz) de la pera.

PIMIENTOS ROJOS: SUPERVITAMÍNICOS

En la dieta visual, los pimientos fotografiados son verdes y amarillos, dos variedades habituales en nuestros mercados y que hoy pueden adquirirse prácticamente durante todo el año. Estas hortalizas son muy ricas en provitamina A y vitamina C, pero si elige la variedad de color rojo, tales contenidos se duplican respecto de los pimientos verdes, mientras que la aportación de betacarotenos llega a ser hasta nueve veces mayor.

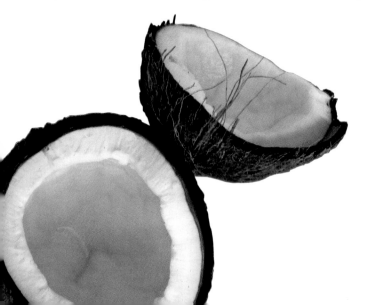

COMIDA

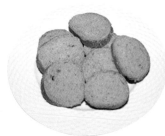

• pan integral
80 g (2,8 oz) – 180 kcal

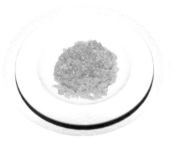

• arroz al azafrán
50 g (1,8 oz) – 200 kcal

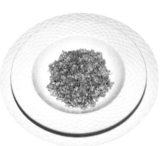

• escanda
60 g (2,1 oz) – 200 kcal

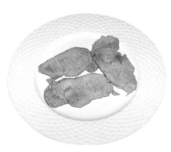

• lomo de cerdo
150 g (5 oz) – 235 kcal

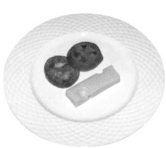

• queso emmental
50 g (1,8 oz) –201 kcal

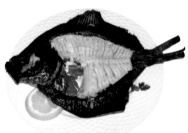

• rodaballo
200 g (7 oz) – 162 kcal

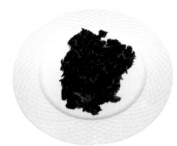

• espinacas
200 g (7 oz) – 62 kcal

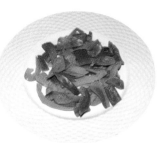

• pimientos
300 g (10,6 oz) – 66 kcal

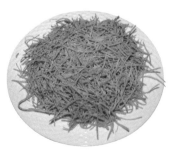

• zanahoria rallada
150 g (5 oz) – 52 kcal

MERIENDA

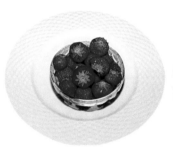

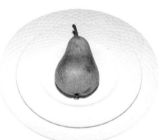

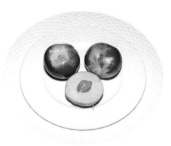

• fresones
200 g (7 oz) – 54 kcal

• pera
200 g (7 oz) – 70 kcal

• melocotones
250 g (9 oz) – 68 kcal

¡A LA BÁSCULA SIN MIEDO!

Acaba de terminar la primera semana de dieta: es el mejor
momento para pesarse, a ser posible en ayunas, por la mañana
y sin ropa, y valorar cómo se ha modificado su peso. Conviene
pesarse de semana en semana, en lugar de hacerlo todos los días.
Con ello evitará el estrés... de la báscula.

CENA

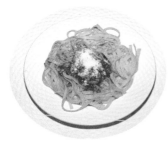

• pasta al huevo con tomate
80 g (2,8 oz) – 292 kcal

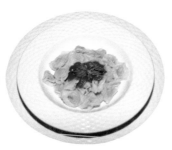

• *tortellini* con tomate
100 g (3,5 oz) – 300 kcal

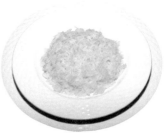

• arroz blanco
90 g (3,2 oz) – 300 kcal

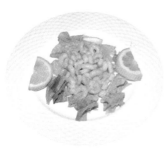

• gambas
100 g (3,5 oz) – 75 kcal

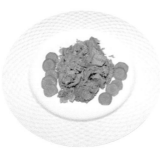

• atún en conserva al natural
80 g (2,8 oz) – 83 kcal

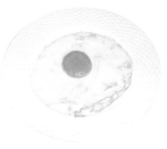

• 1 huevo al plato
60 g (2,1 oz) – 77 kcal

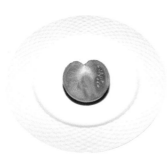

• tomate
100 g (3,5 oz) – 19 kcal

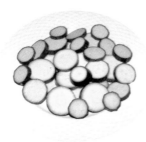

• calabacines
250 g (9 oz) – 28 kcal

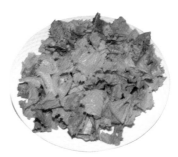

• ensalada
100 g (3,5 oz) – 19 kcal

3 KILOS EN 21 DÍAS

DÍA 08

DESAYUNO

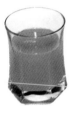

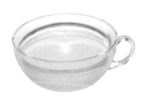

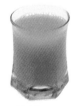

• zumo de fruta sin azúcar
150 g (5 oz) – 52 kcal

• leche entera
100 g (3,5 oz) – 64 kcal

• zumo de naranja
200 g (7 oz) – 66 kcal

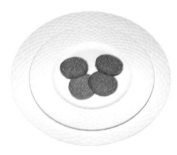

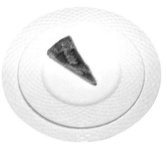

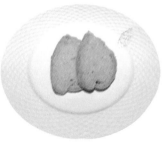

• 4 galletas integrales
28 g (1 oz) – 120 kcal

• *crostata* (tarta de mermelada)
30 g (1 oz) –102 kcal

• pan
40 g (1,4 oz) –116 kcal

TENTEMPIÉ

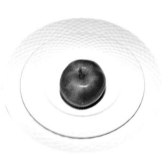

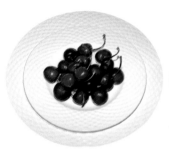

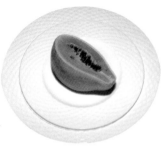

• manzana
200 g (7 oz) – 86 kcal

• cerezas
150 g (5 oz) – 57 kcal

• 1/2 papaya
200 g (7 oz) – 56 kcal

COMIDA

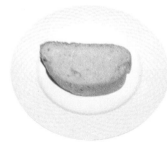

• pan
40 g (1,4 oz) – 116 kcal

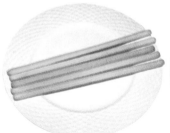

• palitos de pan
25 g (0,9 oz) – 108 kcal

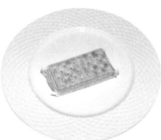

• *crackers*
30 g (1 oz) – 128 kcal

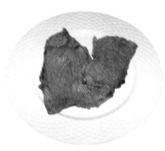

• filete de vaca
200 g (7 oz) – 206 kcal

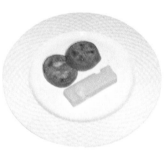

• queso emmental
50 g (1,8 oz) – 201 kcal

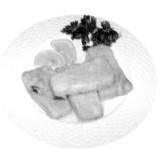

• merluza (o pescadilla)
300 g (10,6 oz) – 213 kcal

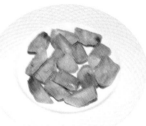

• alcachofas
200 g (7 oz) – 44 kcal

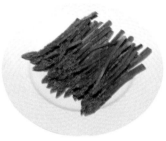

• espárragos
200 g (7 oz) – 48 kcal

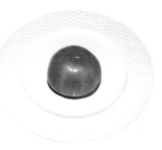

• tomate
200 g (7 oz) – 38 kcal

MERIENDA

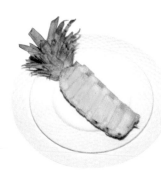

• piña
150 g (5 oz) – 60 kcal

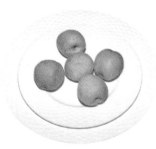

• 5 albaricoques
250 g (9 oz) – 70 kcal

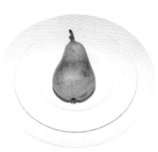

• pera
200 g (7 oz) – 70 kcal

CENA

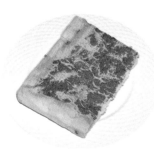

• *pizza* roja
200 g (7 oz) – 542 kcal

• *focaccia*
150 g (5 oz) – 451 kcal

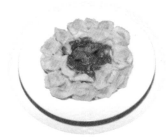

• *tortellini* con tomate
150 g (5 oz) – 450 kcal

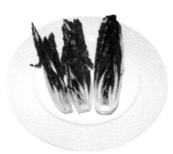

• achicoria roja
150 g (5 oz) – 20 kcal

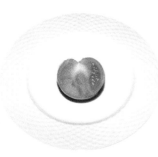

• tomate
100 g (3,5 oz) – 19 kcal

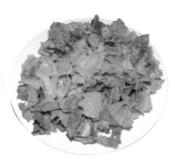

• ensalada
100 g (3,5 oz) – 19 kcal

DÍA 09

DESAYUNO

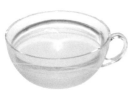

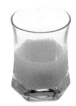

• leche desnatada
100 g (3,5 oz) – 36 kcal

• yogur desnatado
125 g (4,4 oz) – 45 kcal

• zumo de naranja
100 g (3,5 oz) – 33 kcal

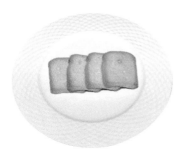

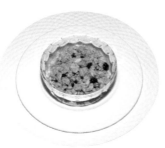

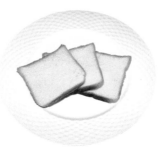

• 4 biscotes
40 g (1,4 oz) – 163 kcal

• *muesli*
45 g (1,6 oz) – 164 kcal

• 3 rebanadas de pan de molde
60 g (2,1 oz) –173 kcal

TENTEMPIÉ

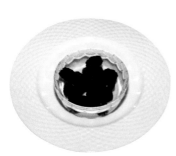

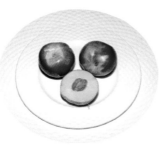

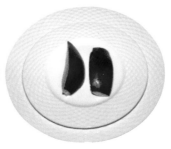

• moras
80 g (2,8 oz) – 30 kcal

• melocotones
250 g (9 oz) – 68 kcal

• mango
60 g (2,1 oz) – 32 kcal

LOS HUEVOS, PARA CARGAR BATERÍAS

Los huevos de gallina son una fuente preciosa de proteínas
de elevado valor biológico, porque contienen aminoácidos
indispensables para la vida, como la lisina y la metionina.
Aportan además vitaminas (A, D y E), todas contenidas en la
yema, sales minerales (calcio, hierro, zinc, fósforo, potasio)
y colina, nutriente esencial para el desarrollo del cerebro.

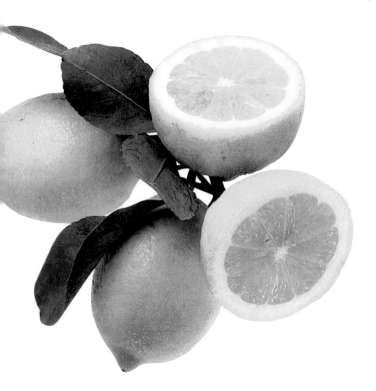

EL LIMÓN, IDEAL PARA CONDIMENTAR

Habituarse a sazonar verduras y segundos platos de carne o de
pescado con zumo de limón no significa solo lograr un pleno de
vitamina C, beneficiosa para muchas funciones del organismo:
el zumo de limón no engorda, a diferencia de las grasas
habitualmente utilizadas como condimento. Además, gracias a
su concentración de ácido cítrico, es un buen conservante y
permite restringir la oxidación de frutas y verduras.

COMIDA

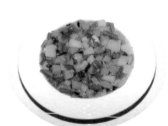

• *minestrone* (sopa de verduras)
350 g (12,3 oz) – 245 kcal

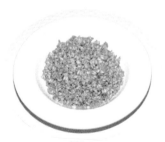

• escanda
80 g (2,8 oz) – 270 kcal

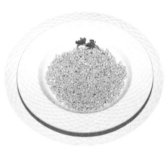

• cebada perlada
80 g (2,8 oz) – 255 kcal

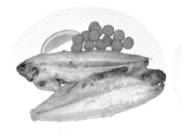

• gallos de ración
200 g (7 oz) – 166 kcal

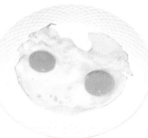

• 2 huevos al plato
120 g (4,2 oz) – 150 kcal

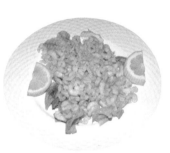

• gambas
250 g (9 oz) – 188 kcal

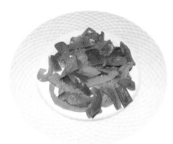

• pimientos
300 g (10,6 oz) – 66 kcal

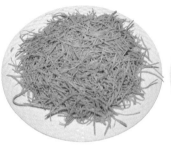

• zanahoria rallada
150 g (5 oz) – 52 kcal

• espinacas
200 g (7 oz) – 62 kcal

MERIENDA

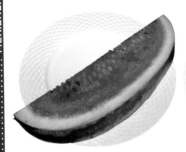

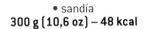

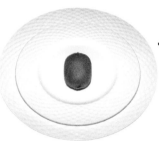

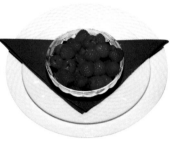

• sandía
300 g (10,6 oz) – 48 kcal

• 1 kiwi
120 g (4,2 oz) – 53 kcal

• frambuesas
130 g (4,5 oz) – 45 kcal

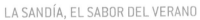

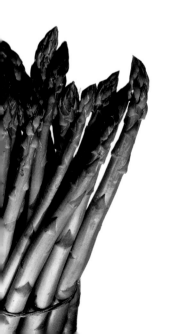

LA SANDÍA, EL SABOR DEL VERANO

La sandía, aliada insustituible contra la canícula, tiene muy pocas calorías y pocas vitaminas, pero un gran poder saciante, mérito de las sustancias aromáticas que hacen esta fruta irresistible gracias a su gran capacidad para apagar la sed. La sandía es rica en glutatión, un potente antioxidante producido por nuestro organismo y que tiene reconocidas capacidades desintoxicantes.

LOS DEPURATIVOS ESPÁRRAGOS

Se consumen, por lo general, cocidos. Tienen la propiedad de reducir la retención de líquidos y, al ser abundantes en fibras y potasio, resultan también diuréticos y depurativos.

CENA

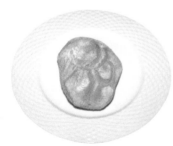

• alcachofa de pan
50 g (1,8 oz) – 135 kcal

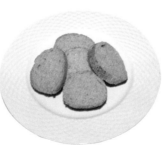

• pan integral
50 g (1,8 oz) – 112 kcal

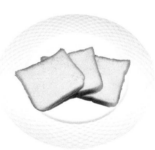

• 3 rebanadas de pan de molde
60 g (2,1 oz) – 173 kcal

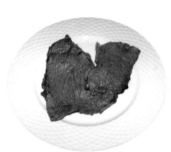

• filete de vaca
200 g (7 oz) – 206 kcal

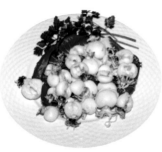

• chipirones
250 g (9 oz) – 180 kcal

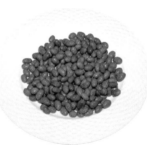

• judías pintas a la cazuela
200 g (7 oz) – 182 kcal

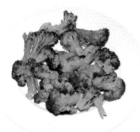

• brécol
250 g (9 oz) – 55 kcal

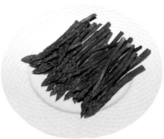

• espárragos
200 g (7 oz) – 48 kcal

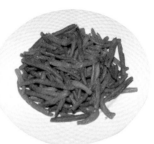

• judías verdes
250 g (9 oz) – 45 kcal

DÍA 10

DESAYUNO

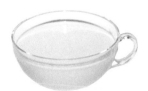

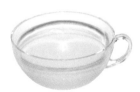

• leche de arroz
100 g (3,5 oz) – 70 kcal

• leche semidesnatada
150 g (5 oz) – 69 kcal

• leche entera
100 g (3,5 oz) – 64 kcal

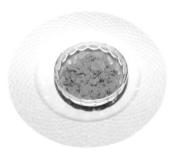

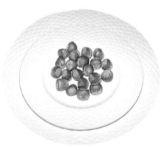

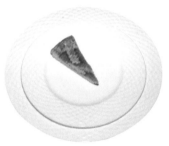

• copos de maíz
25 g (0,9 oz) – 90 kcal

• 15 avellanas
16 g (0,5 oz) – 105 kcal

• *crostata* (tarta de mermelada)
30 g (1 oz) – 102 kcal

TENTEMPIÉ

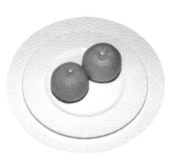

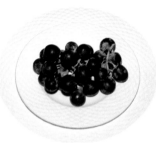

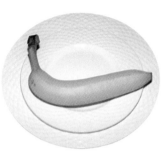

• mandarinas
160 g (5,6 oz) –116 kcal

• uvas
200 g (7 oz) – 122 kcal

• plátano
150 g (5 oz) –100 kcal

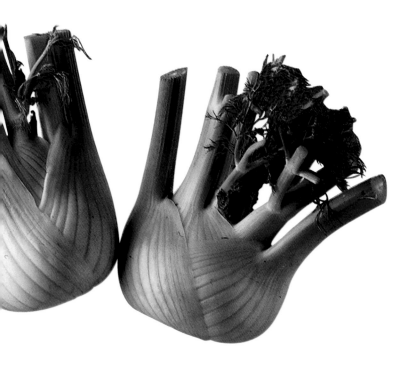

EL HINOJO «MATAHAMBRE»

Esta hortaliza solo tiene 9 kcal por cada 100 g (3,5 oz): ¡es el rey de las dietas! Resulta una óptima alternativa para variar propuestas vegetales de este libro, es un perfecto «matahambre» a causa de su bajo contenido calórico y su alto contenido en fibra (de ahí el efecto saciante), y tiene propiedades digestivas. Su aroma deriva del anetol, un aceite esencial presente, sobre todo, en las semillas.

EL TONIFICANTE ROMERO

Su sabor muy aromático y su perfume intenso siguen gozando de gran predicamento a la hora de sazonar carnes y pescados, sopas de verduras y platos de legumbres; no solo se trata de añadir aceite y vinagre. Las infusiones de romero son un excelente tonificante para los estados de debilidad general del organismo.

COMIDA

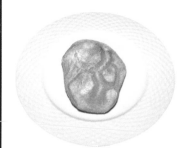

• alcachofa de pan
50 g (1,8 oz) – 135 kcal

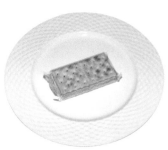

• *crackers*
30 g (1 oz) – 128 kcal

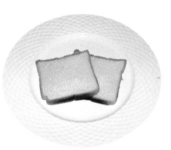

• 2 rebanadas de pan de molde
40 g (1,4 oz) – 115 kcal

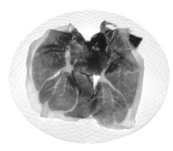

• jamón serrano
50 g (1,8 oz) – 134 kcal

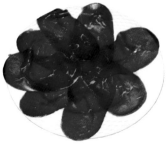

• *bresaola* (cecina de ternera)
110 g (4 oz) – 166 kcal

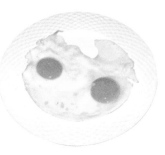

• 2 huevos al plato
120 g (4,2 oz) – 150 kcal

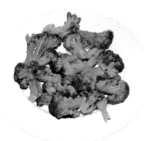

• brécol
250 g (9 oz) – 55 kcal

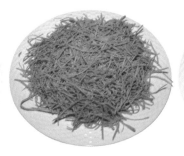

• zanahoria rallada
150 g (5 oz) – 52 kcal

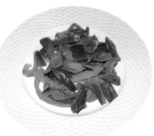

• pimientos
300 g (10,6 oz) – 66 kcal

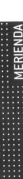

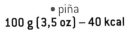

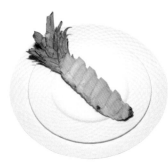
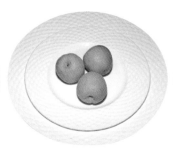
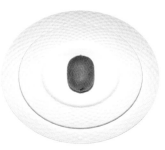

• piña
100 g (3,5 oz) – 40 kcal

• 3 albaricoques
150 g (5 oz) – 42 kcal

• 1 kiwi
120 g (4,2 oz) – 53 kcal

LOS TOMATES, BUENOS Y VERSÁTILES

Los tomates son la hortaliza símbolo de la cocina
mediterránea y se prestan a infinidad de preparaciones.
Constituyen una fuente discreta de vitamina C, excelente
para la piel y para incrementar las defensas inmunitarias;
contienen también un potente antioxidante, el licopeno,
un pigmento precursor de la vitamina A que se ha revelado
óptimo en la prevención de distintos tipos de tumores.

EN FORMA CON LAS ZANAHORIAS

Riquísimas en betacaroteno, precursor de la
vitamina A y con propiedades antioxidantes, no solo
favorecen el bronceado, sino que las investigaciones
han puesto de manifiesto su acción preventiva
frente a los tumores de colon. Contribuyen también
a mantener el brillo del cabello y a controlar el
colesterol. Tómelas a mordisquitos cuando sienta
hambre: sacian por su contenido de fibra y solo
aportan 35 kcal por cada 100 g (3,5 oz).

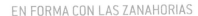

CENA

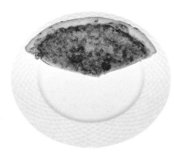

• porción de *pizza* margarita
100 g (3,5 oz) – 217 kcal

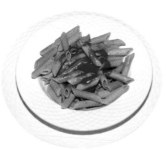

• pasta integral con tomate
100 g (3,5 oz) – 335 kcal

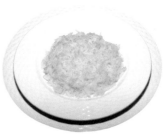

• arroz blanco
90 g (3,2 oz) – 300 kcal

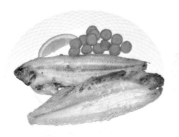

• gallos de ración
200 g (7 oz) – 166 kcal

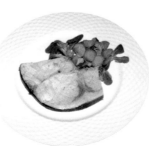

• pez espada
200 g (7 oz) – 236 kcal

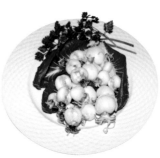

• chipirones
200 g (7 oz) – 144 kcal

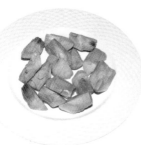

• alcachofas
200 g (7 oz) – 44 kcal

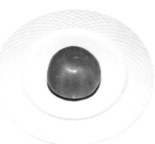

• tomate
200 g (7 oz) – 38 kcal

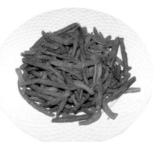

• judías verdes
250 g (9 oz) – 45 kcal

DÍA 11

DESAYUNO

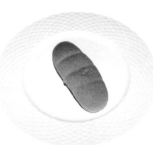

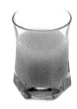

• leche desnatada
100 g (3,5 oz) – 36 kcal

• yogur desnatado
125 g (4,4 oz) – 45 kcal

• zumo de naranja
150 g (5 oz) – 50 kcal

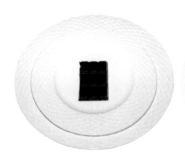

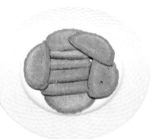

• chocolate a la taza
40 g (1,4 oz) – 200 kcal

• pan de leche
50 g (1,8 oz) – 150 kcal

• biscotes integrales
50 g (1,8 oz) – 200 kcal

TENTEMPIÉ

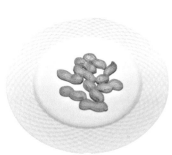

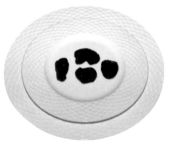

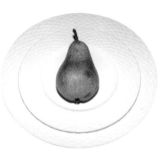

• cacahuetes
12 g (0,4 oz) – 72 kcal

• 4 ciruelas pasas
40 g (1,4 oz) – 88 kcal

• pera
200 g (7 oz) – 70 kcal

¿CHOCOLATE? ¡SÍ, GRACIAS!

Alimento derivado de las semillas de la planta de cacao, el chocolate contiene una sustancia, la feniletilamina, generadora de «buen humor» porque actúa como euforizante a nivel cerebral. Aporta hierro, magnesio, grasas y azúcares, pero también una gran cantidad de calorías, por lo que debe consumirse (mejor si se trata de chocolate a la taza —ver glosario—) en pequeñas dosis: 100 g (3,5 oz) de chocolate a la taza proporcionan 515 calorías, que llegan a las 567 en el chocolate con leche. Es un alimento rico también en cafeína y en teobromina, sustancias estimulantes que resultan útiles en los momentos de estrés.

ENDIBIAS PARA ADELGAZAR

Como la achicoria roja y la escarola, forma parte de la familia de las achicorias. La endibia belga no aparece en nuestras mesas hasta 1879 y es «invento» de un campesino de Bruselas. Es una buena fuente de oligoelementos, aunque no le gusta a todo el mundo debido a su característico amargor (que puede eliminarse casi por completo teniendo las hojas a remojo unos minutos en agua fría). Su aporte vitamínico es escaso porque se la hace madurar en ambientes de muy poca luz, pero sus 18 kcal por cada 100 g (3,5 oz) hacen de ella una excelente alternativa hipocalórica a las verduras de la dieta visual.

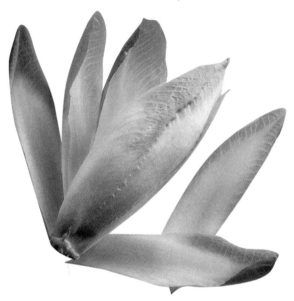

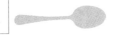

COMIDA

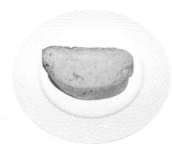

• pan
40 g (1,4 oz) – 116 kcal

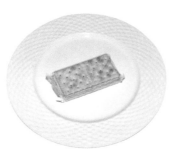

• *crackers*
30 g (1 oz) – 128 kcal

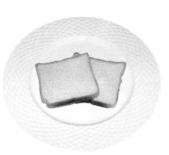

• 2 rebanadas de pan de molde
40 g (1,4 oz) – 115 kcal

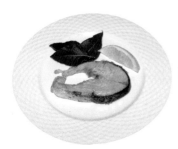

• salmón
150 g (5 oz) – 277 kcal

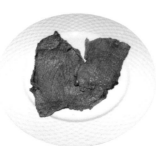

• filete de vaca
200 g (7 oz) – 206 kcal

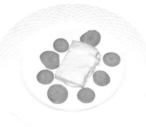

• queso *stracchino*
100 g (3,5 oz) – 300 kcal

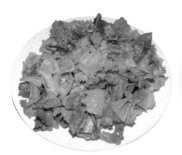

• ensalada
100 g (3,5 oz) – 19 kcal

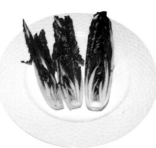

• achicoria roja
150 g (5 oz) – 20 kcal

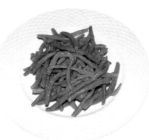

• judías verdes
200 g (7 oz) – 36 kcal

MERIENDA

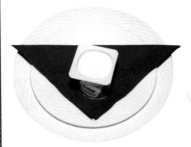

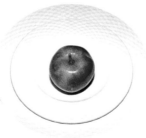

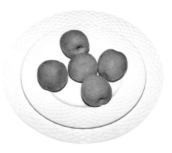

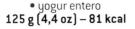

● yogur entero
125 g (4,4 oz) – 81 kcal

● manzana
200 g (7 oz) – 86 kcal

● 5 albaricoques
250 g (9 oz) – 70 kcal

ARÁNDANOS CONTRA LAS INFECCIONES

Aunque no hace mucho eran únicamente bayas silvestres, hoy casi todos los que se venden son cultivados. Los arándanos contienen vitaminas A y C. Son frutos típicos del bosque y hay de tres clases: negros, rojos y azules. Su coloración azul violácea se debe a un pigmento llamado *antocianina,* que resulta beneficioso para reforzar la estructura de los capilares y el tejido conectivo que mantiene en su sitio los vasos sanguíneos; es también un buen protector de la retina. Los arándanos son extraordinariamente ricos en antioxidantes y, así pues, eficaces contra los radicales libres. Constituyen un óptimo remedio para prevenir y combatir las infecciones de las vías urinarias. Aportan solo 25 kcal por cada 100 g (3,5 oz), por lo que pueden sustituir a los albaricoques propuestos, como los del menú de este día, a la hora de la merienda.

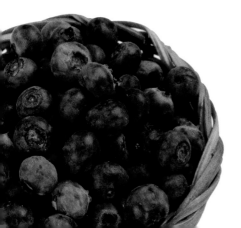

CENA

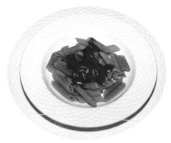

- pasta integral con tomate
70 g (2,4 oz) – 235 kcal

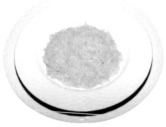

- arroz blanco
60 g (2,1 oz) – 200 kcal

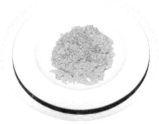

- arroz al azafrán
50 g (1,8 oz) – 200 kcal

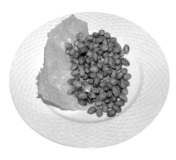

- judías pintas a la cazuela
150 g (5 oz) – 140 kcal

- *ricotta* (requesón) de vaca
100 g (3,5 oz) – 146 kcal

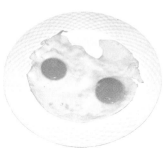

- 2 huevos al plato
120 g (4,2 oz) – 150 kcal

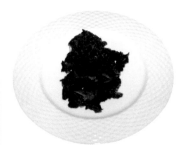

- espinacas
150 g (5 oz) – 46 kcal

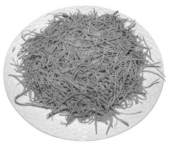

- zanahoria rallada
150 g (5 oz) – 52 kcal

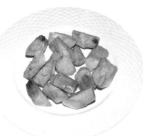

- alcachofas
200 g (7 oz) – 44 kcal

DÍA 12

DESAYUNO

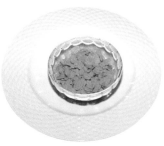

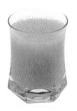

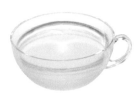

• leche semidesnatada
150 g (5 oz) – 69 kcal

• zumo de naranja
200 g (7 oz) – 66 kcal

• leche entera
100 g (3,5 oz) – 64 kcal

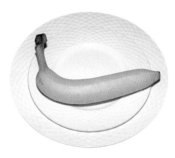

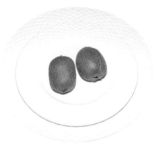

• plátano
150 g (5 oz) – 100 kcal

• copos de maíz
25 g (0,9 oz) – 90 kcal

• 2 kiwis
240 g (8,5 oz) – 106 kcal

TENTEMPIÉ

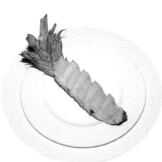

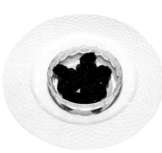

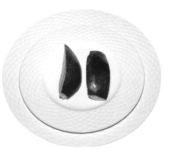

• piña
100 g (3,5 oz) – 40 kcal

• moras
80 g (2,8 oz) – 30 kcal

• mango
60 g (2,1 oz) – 32 kcal

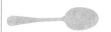

COMIDA

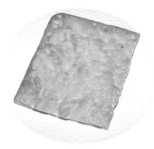

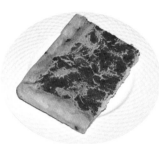

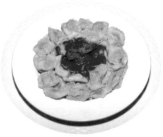

• *focaccia*
150 g (5 oz) – 451 kcal

• *pizza* roja
200 g (7 oz) – 542 kcal

• *tortellini* con tomate
150 g (5 oz) – 450 kcal

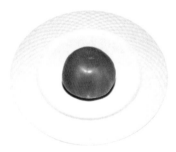

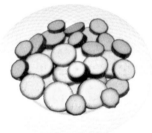

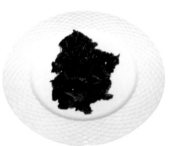

• tomate
200 g (7 oz) – 38 kcal

• calabacines
250 g (9 oz) – 28 kcal

• espinacas
150 g (5 oz) – 46 kcal

MERIENDA

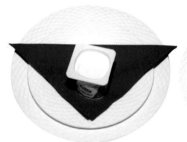

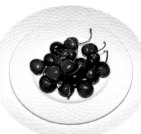

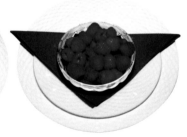

• yogur desnatado
125 g (4,4 oz) – 45 kcal

• cerezas
150 g (5 oz) – 57 kcal

• frambuesas
130 g (4,5 oz) – 45 kcal

CENA

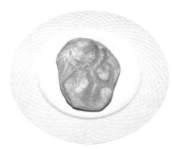

• alcachofa de pan
50 g (1,8 oz) – 135 kcal

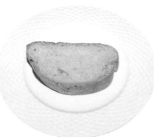

• pan
40 g (1,4 oz) – 116 kcal

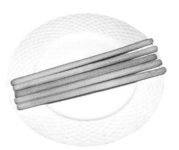

• palitos de pan
25 g (0,9 oz) – 108 kcal

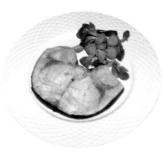

• pez espada
250 g (9 oz) – 295 kcal

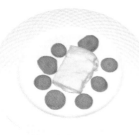

• queso *stracchino*
100 g (3,5 oz) – 300 kcal

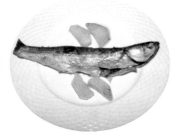

• caballa
200 g (7 oz) – 340 kcal

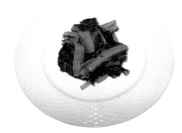

• acelgas
150 g (5 oz) – 25 kcal

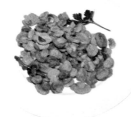

• setas
150 g (5 oz) – 30 kcal

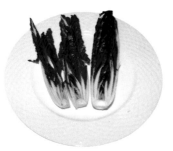

• achicoria roja
150 g (5 oz) – 20 kcal

DÍA 13

DESAYUNO

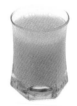

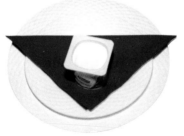

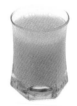

* leche semidesnatada
150 g (5 oz) – 69 kcal

* yogur desnatado con fruta
125 g (4,4 oz) – 81 kcal

* zumo de naranja
200 g (7 oz) – 66 kcal

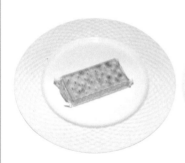

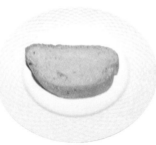

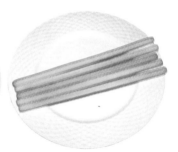

* *crackers*
30 g (1 oz) – 128 kcal

* pan
40 g (1,4 oz) – 116 kcal

* palitos de pan
25 g (0,9 oz) – 108 kcal

TENTEMPIÉ

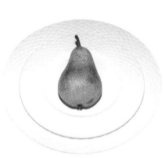

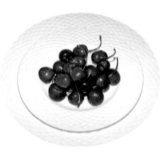

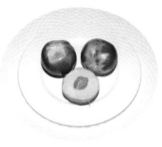

* pera
200 g (7 oz) – 70 kcal

* cerezas
150 g (5 oz) – 57 kcal

* melocotones
250 g (9 oz) – 68 kcal

COMIDA

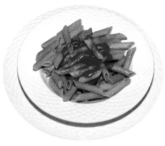
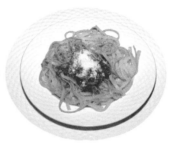
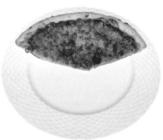

• pasta integral con tomate
100 g (3,5 oz) – 335 kcal

• pasta al huevo con tomate
80 g (2,8 oz) – 292 kcal

• porción de *pizza* margarita
100 g (3,5 oz) – 271 kcal

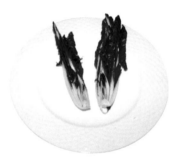
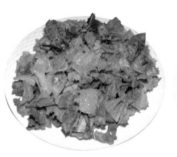
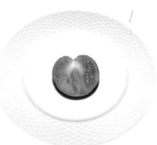

• achicoria roja
100 g (3,5 oz) – 13 kcal

• ensalada
100 g (3,5 oz) – 19 kcal

• tomate
100 g (3,5 oz) – 19 kcal

MERIENDA

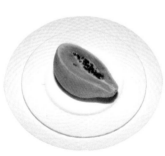
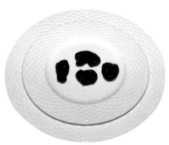
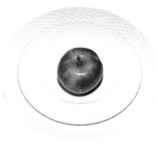

• papaya
200 g (7 oz) – 56 kcal

• 4 ciruelas pasas
40 g (1,4 oz) – 88 kcal

• manzana
200 g (7 oz) – 86 kcal

CENA

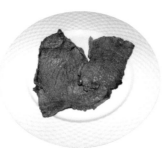

• *minestrone* (sopa de verduras)
350 g (12,3 oz) – 245 kcal

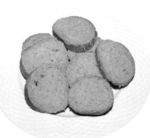

• pan integral
80 g (2,8 oz) – 180 kcal

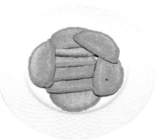

• biscotes integrales
50 g (1,8 oz) – 200 kcal

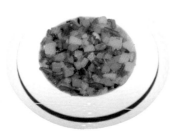

• filete de vaca
200 g (7 oz) – 206 kcal

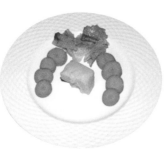

• queso *grana*
60 g (2,1 oz) – 235 kcal

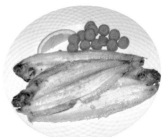

• gallos de ración
300 g (10,6 oz) – 250 kcal

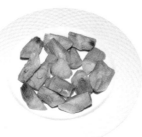

• alcachofas
200 g (7 oz) – 44 kcal

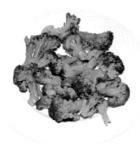

• brécol
250 g (9 oz) – 55 kcal

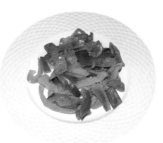

• pimientos
300 g (10,6 oz) – 66 kcal

3 KILOS EN 21 DÍAS

DÍA 14

DESAYUNO

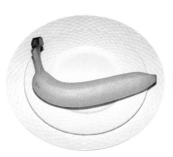

• leche entera
100 g (3,5 oz) – 64 kcal

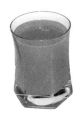

• zumo de naranja sin azúcar
200 g (7 oz) – 70 kcal

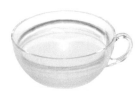

• leche de arroz
100 g (3,5 oz) – 70 kcal

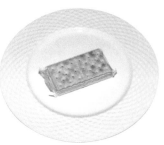

• plátano
150 g (5 oz) – 100 kcal

• crackers
30 g (1 oz) – 128 kcal

• pan
40 g (1,4 oz) – 116 kcal

TENTEMPIÉ

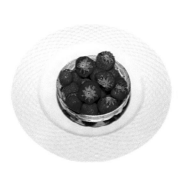

• fresones
200 g (7 oz) – 54 kcal

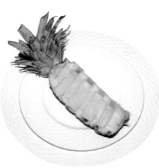

• piña
150 g (5 oz) – 60 kcal

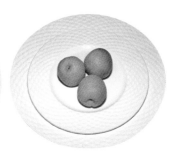

• 3 albaricoques
150 g (5 oz) – 42 kcal

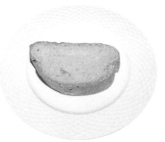

LAS PATATAS, POTASIO PARA EL CORAZÓN

Desde el punto de vista nutricional, las patatas son más semejantes a la pasta y al pan que a las demás hortalizas. ¿El motivo? Sobre todo su riqueza en carbohidratos y en vitamina PP (niacina). Son una excelente fuente de potasio, necesario para la regulación del ritmo cardiaco. Se dividen en dos grandes categorías: la variedad de pulpa amarilla, más ovalada, y la de pulpa blanca, tirando a redonda. Las amarillas son más sabrosas y tiernas, por lo que se adaptan mejor a la cocción al vapor o con agua que se recomienda en este libro.

TODOS LOS BENEFICIOS DEL BRÉCOL, EL REPOLLO Y DEMÁS

La gran familia de las crucíferas cuenta entre sus miembros con el brécol, la coliflor, el repollo, la berza, el repollo negro... todos ellos, alternativas válidas para el brécol que estas páginas proponen: con ellas se lleva a la mesa el sabor que caracteriza estos vegetales tan típicos de la estación fría. Las crucíferas son fuente de vitaminas C y K, y también de potasio, pero también de sustancias específicas que protegen contra los tumores intestinales. Sin embargo, contienen fibra no digerible, por lo que pueden provocar hinchazón abdominal.

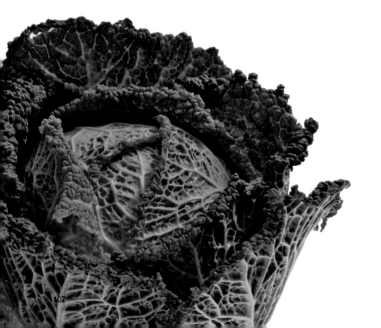

COMIDA

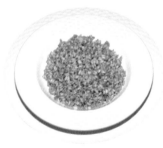

• escanda
80 g (2,8 oz) – 270 kcal

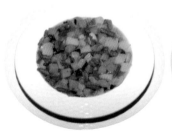

• *minestrone* (sopa de verduras)
350 g (12,3 oz) – 245 kcal

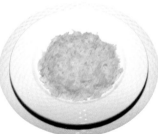

• arroz blanco
90 g (3,2 oz) – 300 kcal

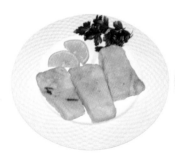

• merluza (o pescadilla)
225 g (8 oz) – 160 kcal

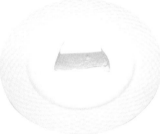

• *ricotta* (requesón) de vaca
100 g (3,5 oz) – 146 kcal

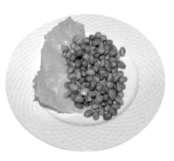

• judías pintas a la cazuela
150 g (5 oz) – 140 kcal

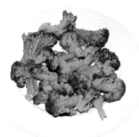

• brécol
255 g (9,1 oz) – 55 kcal

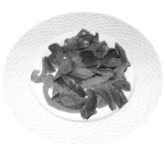

• pimientos
300 g (10,6 oz) – 66 kcal

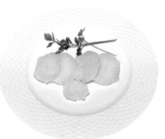

• patatas
70 g (2,4 oz) – 60 kcal

MERIENDA

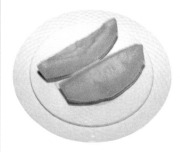

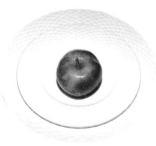

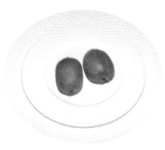

• melón
200 g (7 oz) – 66 kcal

• manzana
200 g (7 oz) – 86 kcal

• 2 kiwis
240 g (8,5 oz) – 106 kcal

RESULTADOS PASADAS DOS SEMANAS

El lector ha seguido con cuidado, día a día, la dieta visual, y ya
ve los primeros resultados: se siente menos hinchado, más ágil
y de excelente humor. Durante los próximos días hay que seguir
sin flaquear, porque se ha impuesto un objetivo importante. Y si
a veces se sienten ganas de una... transgresión, ya ha aprendido
cómo reequilibrar el cómputo calórico total de un determinado día.
Por lo tanto, ánimo, siga así.

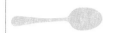

CENA

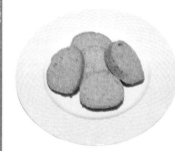

• pan integral
50 g (1,8 oz) – 112 kcal

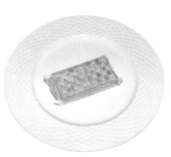

• *crackers*
30 g (1 oz) – 128 kcal

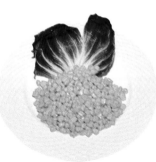

• maíz en conserva
150 g (5 oz) – 147 kcal

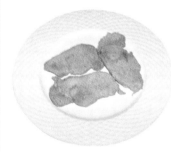

• lomo de cerdo
150 g (5 oz) – 235 kcal

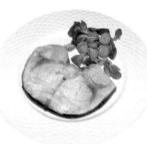

• pez espada
250 g (9 oz) – 295 kcal

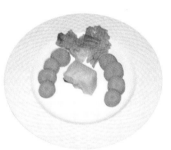

• queso *grana*
60 g (2,1 oz) – 235 kcal

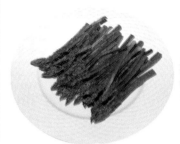

• espárragos
150 g (5 oz) – 48 kcal

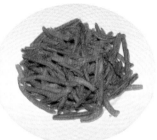

• judías verdes
250 g (9 oz) – 45 kcal

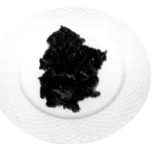

• espinacas
150 g (5 oz) – 46 kcal

DÍA 15

DESAYUNO

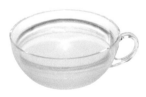

• leche de arroz
100 g (3,5 oz) – 58 kcal

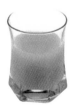

• zumo de naranja
150 g (5 oz) – 50 kcal

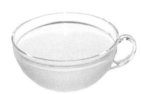

• leche desnatada
150 g (5 oz) – 54 kcal

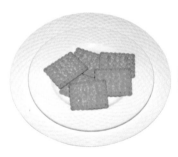

• 6 biscotes integrales
35 g (1,2 oz) – 145 kcal

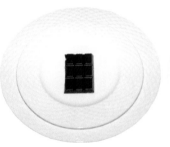

• chocolate a la taza
40 g (1,4 oz) – 200 kcal

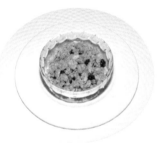

• *muesli*
45 g (1,6 oz) – 164 kcal

TENTEMPIÉ

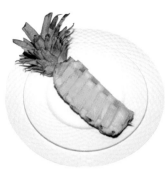

• piña
150 g (5 oz) – 60 kcal

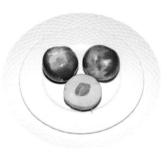

• melocotones
250 g (9 oz) – 68 kcal

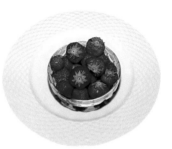

• fresones
200 g (7 oz) – 54 kcal

EL APIO FACILITA EL SUEÑO

Rico en fibra, hierro, vitaminas A, B y C, zinc y potasio, el apio no ofrece un gran aporte vitamínico ni calórico (solo 20 kcal por cada 100 g –3,5 oz–) porque se compone casi exclusivamente de fibra y agua, pero contiene una sustancia que ayuda a controlar el estrés, así como otro componente de reconocidas propiedades tranquilizantes y soporíferas útiles para combatir el nerviosismo y el insomnio. Debe su característico olor a la apina, sustancia aromática en la que es rico y que lo hace tan apetitoso. Es perfecto como tentempié hipocalórico.

PERFUME DE MENTA

El aroma inconfundible, penetrante, de esta hierba aromática es perfecto para perfumar ensaladas y platos de carne, haciéndolos más apetitosos sin añadir calorías. La menta tiene las mismas propiedades de la albahaca: es refrescante, ayuda a la digestión y tiene acción antibacteriana.

CIRUELAS NEGRAS PARA EL INTESTINO

Esta fruta exquisita contiene sorbitol, un azúcar que acelera la movilidad intestinal. Las ciruelas pasas tienen una concentración aún mayor, lo que las dota de eficacia añadida a la hora de combatir el estreñimiento, a lo que se une su alto contenido en fibra. Aunque la carga calórica varía, atención: si la fruta fresca aporta 42 kcal por cada 100 g (3,5 oz), la desecada llega a las 220 kcal.

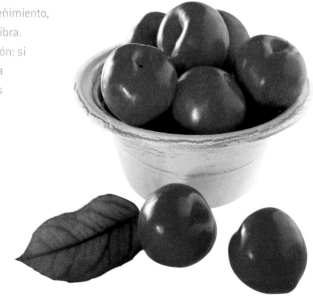

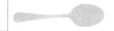

COMIDA

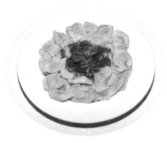

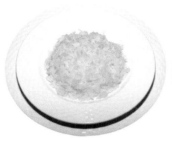

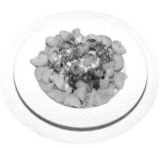

- *tortellini* con tomate
100 g (3,5 oz) – 300 kcal

- arroz blanco
90 g (3,2 oz) – 300 kcal

- pasta de sémola con tomate
100 g (3,5 oz) – 353 kcal

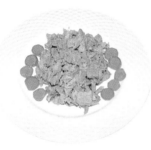

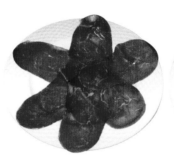

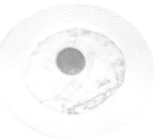

- bonito en conserva al natural
100 g (3,5 oz) – 103 kcal

- *bresaola* (cecina de ternera)
60 g (2,1 oz) – 90 kcal

- 1 huevo al plato
60 g (2,1 oz) – 77 kcal

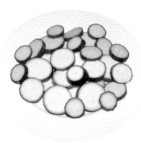

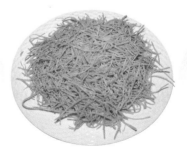

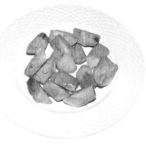

- calabacines
250 g (9 oz) – 28 kcal

- zanahoria rallada
150 g (5 oz) – 52 kcal

- alcachofas
200 g (7 oz) – 44 kcal

MERIENDA

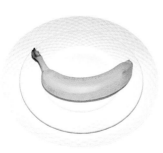

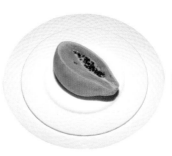

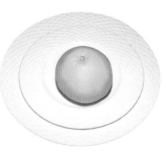

• plátano
100 g (3,5 oz) – 65 kcal

• 1/2 papaya
200 g (7 oz) – 56 kcal

• pomelo
220 g (7,8 oz) – 58 kcal

EL POMELO, UNA FRUTA PRECIOSA

Es un cítrico de sabor levemente amargo, que se debe sobre todo a la membrana blanca que reviste la pulpa. Mejora el metabolismo de los azúcares, hace descender el nivel de insulina en sangre y reduce la sensación de hambre, permitiendo controlar mejor el apetito. Escaso en calorías y rico en vitamina C, mejora además las defensas inmunitarias y, sobre todo, la elasticidad de la piel.

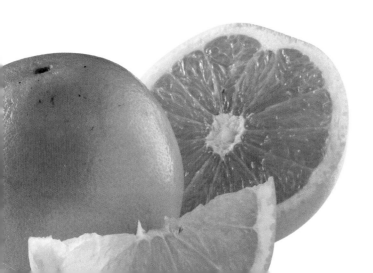

CENA

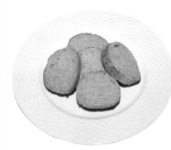

• pan integral
50 g (1,8 oz) – 112 kcal

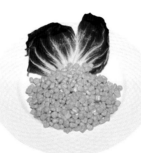

• maíz en conserva
150 g (5 oz) – 147 kcal

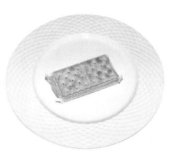

• *crackers*
30 g (1 oz) – 128 kcal

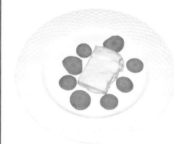

• queso *stracchino*
100 g (3,5 oz) – 300 kcal

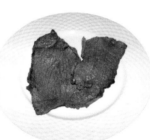

• filete de vaca
200 g (7 oz) – 206 kcal

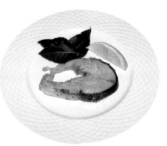

• salmón
150 g (5 oz) – 273 kcal

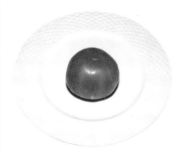

• tomate
200 g (7 oz) – 38 kcal

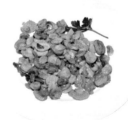

• setas
150 g (5 oz) – 30 kcal

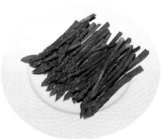

• espárragos
200 g (7 oz) – 48 kcal

DÍA 16

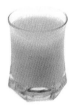

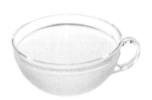

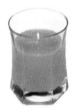

● zumo de naranja
200 g (7 oz) – 66 kcal

● leche de almendras
100 g (3,5 oz) – 65 kcal

● zumo de naranja sin azúcar
150 g (5 oz) – 52 kcal

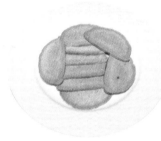

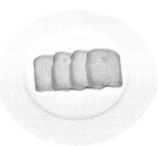

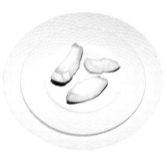

● biscotes integrales
50 g (1,8 oz) – 200 kcal

● 4 biscotes
40 g (1,4 oz) – 163 kcal

● coco
50 g (1,8 oz) – 182 kcal

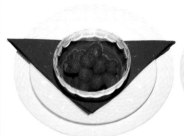

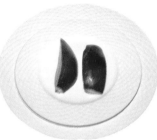

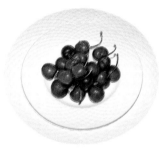

● frambuesas
80 g (2,8 oz) – 27 kcal

● mango
60 g (2,1 oz) – 32 kcal

● cerezas
150 g (5 oz) – 57 kcal

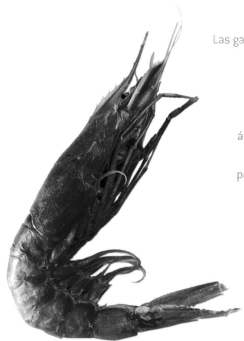

LOS CRUSTÁCEOS, NATURALMENTE MAGROS

Las gambas, los langostinos, los carabineros, los cangrejos, los centollos o las cigalas, además de ser exquisitos, se adaptan muy bien a los regímenes para adelgazar porque aportan muy pocas calorías, sobre todo si se preparan sin demasiada grasa. Contienen proteínas, ácidos grasos poliinsaturados y vitaminas del grupo B, y son fácilmente digeribles. Sin embargo, en ciertas personas provocan alergia, cuyo síntoma más habitual es una especie de urticaria.

BROTES DE SOJA, ESTRÓGENOS VEGETALES

Ricos en vitaminas y sales minerales, los brotes de soja se toman crudos en ensalada, solos o mezclados con otras verduras. Se pueden tomar también cocidos, pero la cocción disminuye el aporte vitamínico. Tienen 49 kcal por cada 100 g (3,5 oz), por lo que pueden utilizarse como elemento sustitutorio de las propuestas contenidas en la dieta visual. Atención, sin embargo, para no confundirlos con las semillas de soja, cuyo aporte calórico (unas 398 kcal por cada 100 g –3,5 oz–) y contenido proteico (aproximadamente el 37 %) son mucho mayores. La soja contiene unos compuestos químicos activos, las isoflavonas, fitohormonas cuya estructura es semejante a la de los estrógenos, las hormonas sexuales femeninas, dotadas de una intensa acción antioxidante, así como de efectos protectores frente a determinadas clases de formaciones tumorales, en particular las de mama.

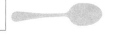

COMIDA

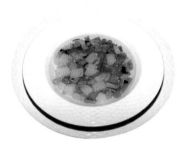

• *minestrone* (sopa de verduras)
200 g (7 oz) – 140 kcal

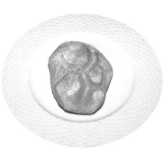

• alcachofa de pan
50 g (1,8 oz) – 135 kcal

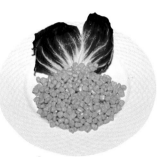

• maíz en conserva
150 g (5 oz) – 147 kcal

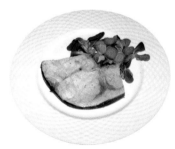

• pez espada
200 g (7 oz) – 236 kcal

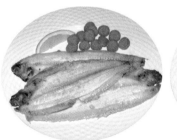

• 3 gallos de ración
300 g (10,6 oz) – 250 kcal

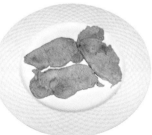

• lomo de cerdo
150 g (5 oz) – 235 kcal

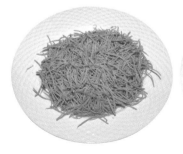

• zanahoria rallada
100 g (3,5 oz) – 35 kcal

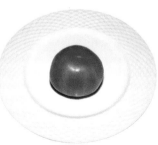

• tomate
200 g (7 oz) – 38 kcal

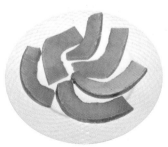

• calabaza
200 g (7 oz) – 36 kcal

MERIENDA

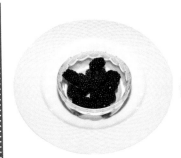

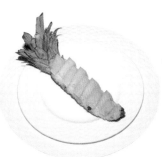

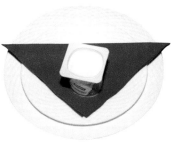

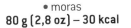

• moras
80 g (2,8 oz) – 30 kcal

• piña
100 g (3,5 oz) – 40 kcal

• yogur desnatado
125 g (4,4 oz) – 45 kcal

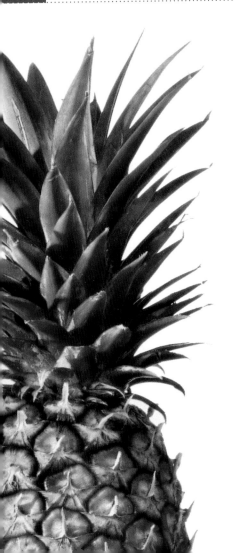

LA PIÑA, AYUDA PARA LA DIGESTIÓN

Esta fruta tropical es rica en una enzima, la bromelina, que ayuda a la digestión de las proteínas. Recién cortada, la piña es óptima no solo como tentempié, para tomarse a cualquier hora del día, sino también como postre.

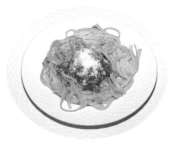

• pasta al huevo con tomate
80 g (2,8 oz) – 292 kcal

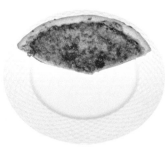

• porción de *pizza* margarita
100 g (3,5 oz) – 271 kcal

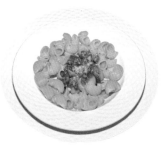

• pasta de sémola con tomate
80 g (2,8 oz) – 260 kcal

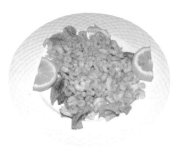

• gambas
250 g (9 oz) – 188 kcal

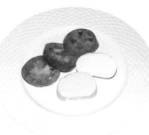

• *mozzarella*
60 g (2,1 oz) – 150 kcal

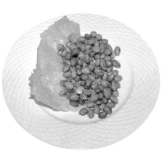

• judías pintas a la cazuela
150 g (5 oz) – 140 kcal

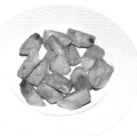

• alcachofas
200 g (7 oz) – 44 kcal

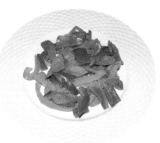

• pimientos
300 g (10,6 oz) – 66 kcal

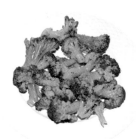

• brécol
250 g (9 oz) – 55 kcal

DÍA 17

DESAYUNO

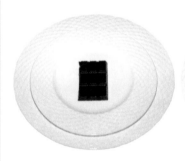

• leche de almendras
100 g (3,5 oz) – 65 kcal

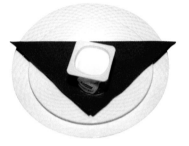

• yogur desnatado con fruta
125 g (4,4 oz) – 81 kcal

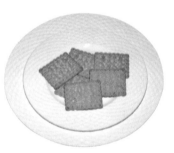

• leche semidesnatada
150 g (5 oz) – 69 kcal

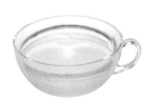

• chocolate a la taza
40 g (1,4 oz) – 200 kcal

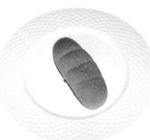

• pan de leche
50 g (1,8 oz) – 150 kcal

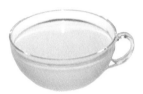

• 6 galletas integrales
35 g (1,2 oz) – 145 kcal

TENTEMPIÉ

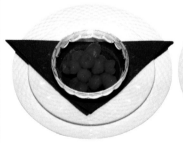

• frambuesas
80 g (2,8 oz) – 27 kcal

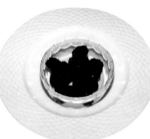

• moras
80 g (2,8 oz) – 30 kcal

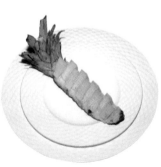

• piña
100 g (3,5 oz) – 40 kcal

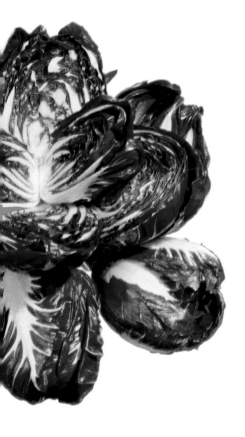

LA ACHICORIA ROJA, AGRADABLEMENTE AMARGA

Inconfundible por su color casi violáceo, la achicoria roja la contiene principios amargos (que caracterizan a la familia de las achicorias) y aromáticos de propiedades antiinflamatorias, útiles también para estimular la secreción de jugos gástricos. Es rica en oligoelementos y sales minerales, tanto que suele aconsejarse para la dieta de quienes sufren reumatismo.

DEL SUERO DE LECHE, LA INSUSTITUIBLE *RICOTTA* (REQUESÓN)

Este queso fresco se obtiene del suero de la leche. Pobre en proteínas y fácil de digerir, la *ricotta* es adecuada para las dietas de adelgazamiento porque contiene pocas grasas y aporta pocas calorías, sobre todo si es de vaca: la *ricotta* fabricada con leche de vaca es la más ligera.

PEPINOS A DISCRECIÓN

Son excelentes cuando se consumen crudos, en ensalada: tienen solo 14 kcal por cada 100 g (3,5 oz) y están perfectamente indicados en los regímenes hipocalóricos. Una curiosidad: los pepinos de forma redondeada son más digestivos que los fusiformes que, sin embargo, tienen un aroma más intenso.

COMIDA

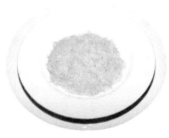

• arroz blanco
60 g (2,1 oz) – 200 kcal

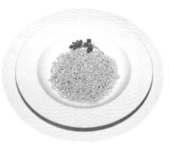

• cebada perlada
60 g (2,1 oz) – 191 kcal

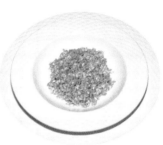

• escanda
60 g (2,1 oz) – 200 kcal

• *ricotta* (requesón) de vaca
100 g (3,5 oz) – 146 kcal

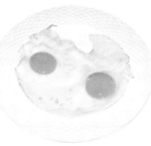

• 2 huevos al plato
120 g (4,2 oz) – 150 kcal

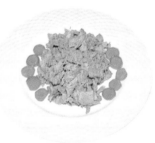

• atún en conserva al natural
100 g (3,5 oz) – 103 kcal

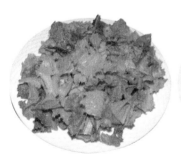

• ensalada
100 g (3,5 oz) – 19 kcal

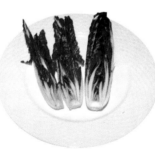

• achicoria roja
150 g (5 oz) – 20 kcal

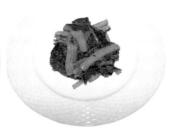

• acelgas
150 g (5 oz) – 25 kcal

MERIENDA

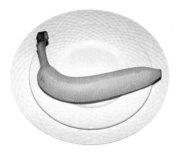

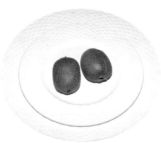

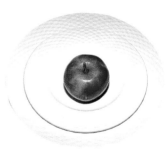

• plátano
150 g (5 oz) – 100 kcal

• 2 kiwis
240 g (8,5 oz) – 106 kcal

• manzana
200 g (7 oz) – 86 kcal

UNA MANZANA AL DÍA...

Tener una fruta de la que puede disponerse durante todo el
año es una auténtica suerte. La manzana cuenta con un poder
antioxidante elevado debido a la presencia de provitamina A y de
quercitina. Es también rica en vitaminas B1, B2, B6, C y E, niacina,
ácido málico y ácido fólico, flavonoides y carotenoides. Abunda
también en fibra soluble (pectina), que retarda la absorción de
azúcares y grasas, y de fibra insoluble, que estimula el tránsito
intestinal. En cuanto a la variedad, lo único negativo que puede
decirse es que casi produce vértigo tener que elegir entre
7.000 variedades, todas llenas de sustancias beneficiosas. La
golden, en particular, es un precioso integrador de oligoelementos
entre los que se cuentan el cobre, el yodo, el zinc, el silicio y el
manganeso, por lo que es la más indicada para quienes hacen
deporte y quienes sufren bajones de energía física y mental.

CENA

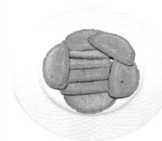

• biscotes integrales
50 g (1,8 oz) – 200 kcal

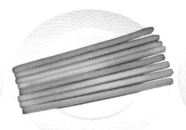

• palitos de pan
40 g (1,4 oz) – 172 kcal

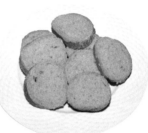

• pan integral
80 g (2,8 oz) – 180 kcal

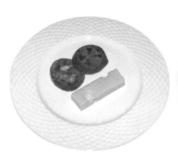

• queso emmental
50 g (1,8 oz) – 201 kcal

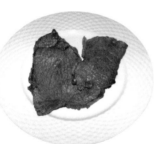

• filete de vaca
200 g (7 oz) – 206 kcal

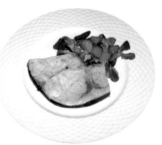

• pez espada
200 g (7 oz) – 236 kcal

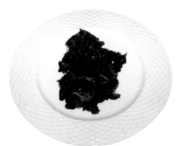

• espinacas
150 g (5 oz) – 46 kcal

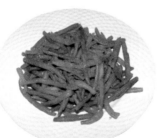

• judías verdes
250 g (9 oz) – 45 kcal

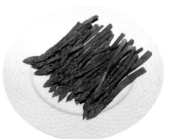

• espárragos
200 g (7 oz) – 48 kcal

DÍA 18

DESAYUNO

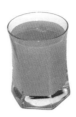

• yogur entero
125 g (4,4 oz) – 81 kcal

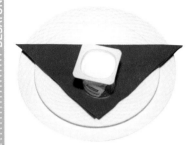

• zumo de fruta sin azúcar
200 g (7 oz) – 70 kcal

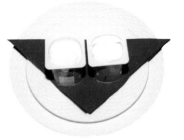

• 2 yogures desnatados
250 g (9 oz) – 90 kcal

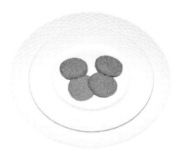

• 4 galletas integrales
28 g (1 oz) – 120 kcal

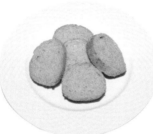

• pan integral
50 g (1,8 oz) – 112 kcal

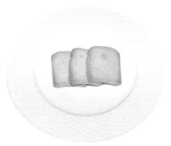

• 3 biscotes
30 g (1 oz) – 122 kcal

TENTEMPIÉ

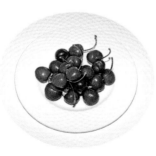

• cerezas
150 g (5 oz) – 57 kcal

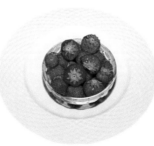

• fresones
200 g (7 oz) – 54 kcal

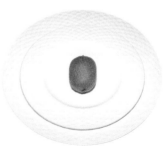

• 1 kiwi
120 g (4,2 oz) – 53 kcal

LA IMPORTANCIA DE UN DIENTE DE AJO

Esta planta, cultivada sobre todo para la cocina, tiene también
aplicaciones terapéuticas. Un diente de ajo añade sabor a
salsas, carnes y pescados, verduras crudas o cocidas. Entre sus
propiedades se cuentan la de ser antihipertensivo, antibacteriano
y antioxidante, la de estimular el sistema digestivo y la de ser
un excelente diurético. Para mejorar su digestibilidad, basta con
extraer el brote verde central del diente.

LAS SETAS, LIGERAS PERO SABROSAS

Deliciosas y decididamente bajas en calorías (20 kcal por cada
100 g –3,5 oz–), son apreciadas en las dietas de bajo contenido
calórico. Según estudios recientes, determinadas variedades de
setas son ricas en lentina, sustancia capaz de estimular el sistema
inmunitario incrementando la presencia de células T en la sangre;
estas células contribuyen a destruir los virus y las bacterias
perjudiciales para nuestro organismo.

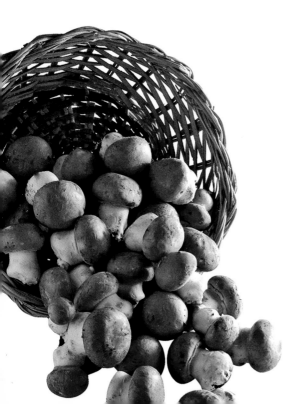

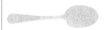

COMIDA

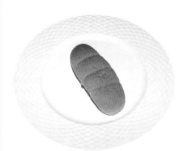

• pan de leche
50 g (1,8 oz) –150 kcal

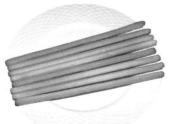

• palitos de pan
40 g (1,4 oz) – 172 kcal

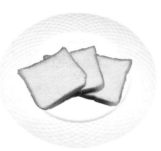

• 3 rebanadas de pan de molde
60 g (2,1 oz) – 173 kcal

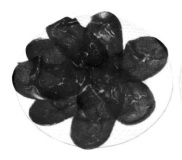

• *bresaola* (cecina de ternera)
110 g (4 oz) – 166 kcal

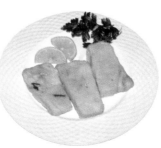

• merluza (o pescadilla)
225 g (8 oz) – 160 kcal

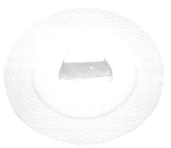

• *ricotta* (requesón) de vaca
100 g (3,5 oz) – 146 kcal

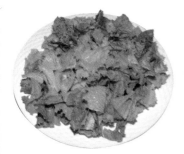

• ensalada
100 g (3,5 oz) – 19 kcal

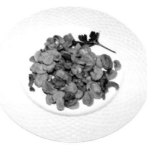

• setas
100 g (3,5 oz) – 20 kcal

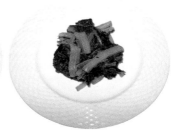

• acelgas
150 g (5 oz) – 25 kcal

MERIENDA

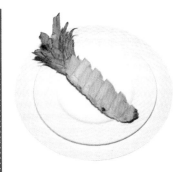

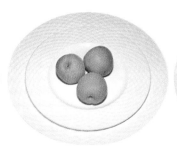

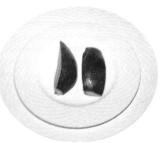

• piña
100 g (3,5 oz) – 40 kcal

• 3 albaricoques
150 g (5 oz) – 42 kcal

• mango
60 g (2,1 oz) – 32 kcal

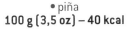

¡BIENVENIDOS LOS ALBARICOQUES A NUESTRA MESA!

Representan una de las mejores fuentes e betacarotenos, que
nuestro organismo transforma en vitamir   A, sustancia de clara
acción antioxidante, capaz de prevenir tumores y trastornos
cardiovasculares, así como de mejorar la elasticidad de la piel
y la visión nocturna.

CALABACINES, GUARNICIÓN IDEAL

Estas hortalizas, que pertenecen a la familia de las cucurbitáceas,
contienen un 94 % de agua y son decididamente hipocalóricas:
100 g (3,5 oz) aportan solamente 11 calorías pero, además,
tienen una gran cantidad de fibra, fósforo, vitamina C, potasio,
vitamina E (que ayuda a combatir los radicales libres), luteína y
zeaxantina (dos carotenoides), y ácido fólico. A propósito de este
último, merece la pena recordar que 200 g (7 oz) de calabacines
aportan la mitad de la dosis diaria recomendada para un adulto. No
conviene olvidar, tampoco, que la cocción reduce el contenido de
este compuesto.

CENA

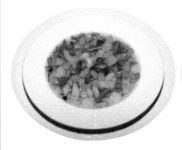

• *minestrone* (sopa de verduras)
300 g (10,6 oz) – 210 kcal

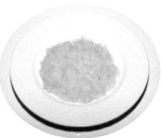

• arroz blanco
60 g (2,1 oz) – 200 kcal

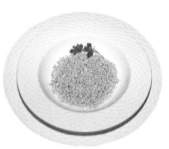

• cebada perlada
60 g (2,1 oz) – 191 kcal

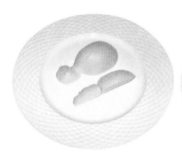

• queso *scamorza*
120 g (4,2 oz) – 400 kcal

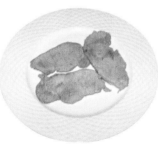

• lomo de cerdo
150 g (5 oz) – 235 kcal

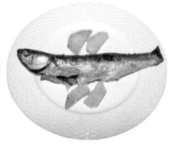

• caballa
200 g (7 oz) – 340 kcal

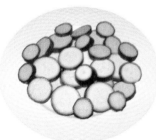

• calabacines
250 g (9 oz) – 28 kcal

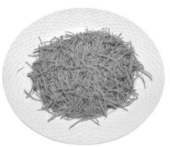

• zanahoria rallada
100 g (3,5 oz) – 35 kcal

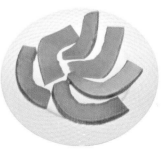

• calabaza
200 g (7 oz) – 36 kcal

DÍA 19

DESAYUNO

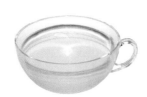

• zumo de naranja
200 g (7 oz) – 66 kcal

• leche entera
100 g (3,5 oz) – 64 kcal

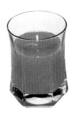

• zumo de fruta sin azúcar
150 g (5 oz) – 52 kcal

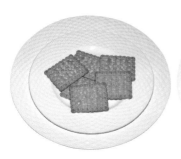

• 6 biscotes integrales
35 g (1,2 oz) – 145 kcal

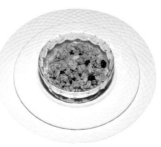

• *muesli*
45 g (1,6 oz) – 164 kcal

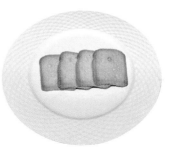

• 4 biscotes
40 g (1,4 oz) – 163 kcal

TENTEMPIÉ

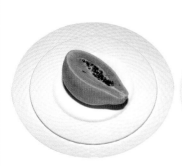

• 1/2 papaya
200 g (7 oz) – 56 kcal

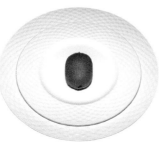

• 1 kiwi
120 g (4,2 oz) – 53 kcal

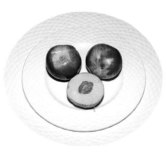

• melocotones
250 g (9 oz) – 68 kcal

LAS BERENJENAS, DIURÉTICAS Y SEDANTES

Pocas calorías (únicamente 18 kcal por cada 100 g –3,5 oz–),
muchas vitaminas al grupo B, ácido fólico, potasio, fósforo, sodio,
calcio: se trata por tanto de una excelente alternativa a las verduras
fotografiadas en la dieta visual. La berenjena tiene propiedades
diuréticas y absorbe muchas grasas alimenticias, el aceite en especial,
por lo que se recomienda prepararla en una sartén antiadherente.

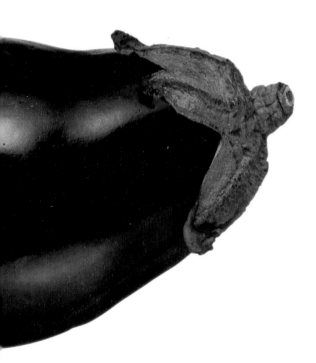

LA PERA, DULCE Y DIGESTIBLE

Escasamente calórica y pobre en vitaminas pero rica en potasio, la
pera apaga la sed y proporciona una marcada sensación de saciedad,
sobre todo si se come cruda. Cocida, manifiesta intensas propiedades
laxantes. Contiene fructosa, un azúcar simple y rápidamente
metabolizable, pero de bajo índice glucémico, por lo que no se
desaconseja a los diabéticos.

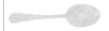

COMIDA

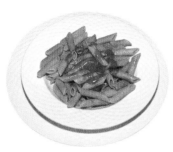

• pasta integral con tomate
100 g (3,5 oz) – 335 kcal

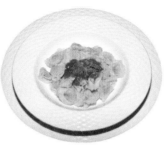

• *tortellini*
100 g (3,5 oz) – 300 kcal

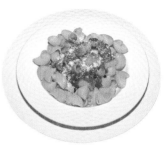

• pasta de sémola con tomate
100 g (3,5 oz) – 353 kcal

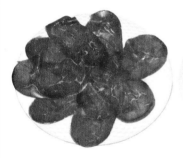

• *bresaola* (cecina de ternera)
110 g (4 oz) – 166 kcal

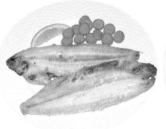

• gallos de ración
200 g (7 oz) – 166 kcal

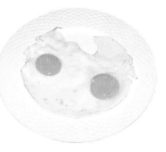

• 2 huevos al plato
120 g (4,2 oz) – 150 kcal

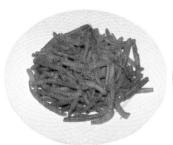

• judías verdes
250 g (9 oz) – 45 kcal

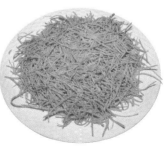

• zanahoria rallada
150 g (5 oz) – 52 kcal

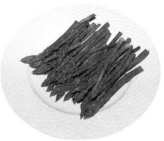

• espárragos
200 g (7 oz) – 48 kcal

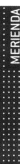

MERIENDA

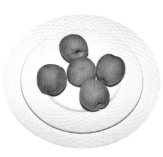

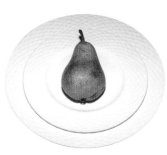

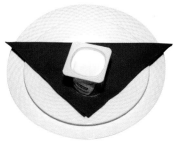

• 5 albaricoques
250 g (9 oz) – 70 kcal

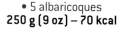

• pera
200 g (7 oz) – 70 kcal

• yogur desnatado con fruta
125 g (4,4 oz) – 81 kcal

LENTEJAS, UNA RESERVA DE VITALIDAD

¿Una alternativa a las judías pintas de la dieta visual? El aporte calórico de una ración de lentejas cocidas es de solo 92 kcal por cada 100 g (3,5 oz). De entre todas las legumbres, las lentejas son las más ricas en vitaminas, sobre todo B1 y B6 (importante para la transmisión de los impulsos nerviosos). Tienen también sales minerales, por ejemplo zinc, que refuerzan las defensas.

EL ZUMO DE NARANJA

Es una óptima fuente de vitamina C (un vaso de zumo de naranja recién exprimido contiene más del doble de las necesidades diarias de esta vitamina), pero debe tomarse al poco tiempo de exprimirlo para que no pierda sus valores nutricionales.
La vitamina C es indispensable para mantener la integridad de las paredes de los vasos sanguíneos y la elasticidad de la piel.

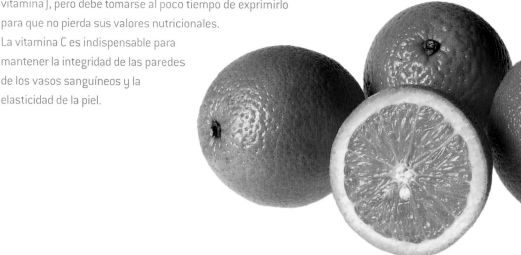

CENA

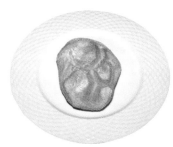

• alcachofa de pan
50 g (1,8 oz) – 135 kcal

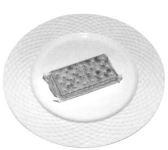

• *crackers*
30 g (1 oz) – 128 kcal

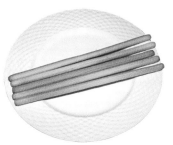

• palitos de pan
25 g (0,9 oz) – 108 kcal

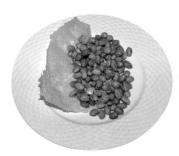

• judías pintas a la cazuela
150 g (5 oz) – 140 kcal

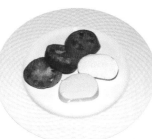

• *mozzarella*
60 g (2,1 oz) – 150 kcal

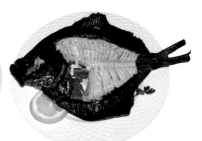

• rodaballo
200 g (7 oz) – 162 kcal

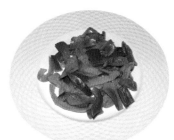

• pimientos
300 g (10,6 oz) – 66 kcal

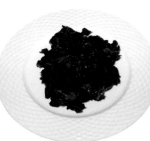

• espinacas
250 g (9 oz) – 77 kcal

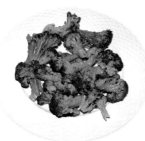

• brécol
250 g (9 oz) – 55 kcal

DÍA 20

DESAYUNO

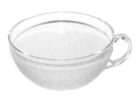

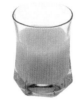

* leche de almendras
100 g (3,5 oz) – 65 kcal

* zumo de naranja
150 g (5 oz) – 50 kcal

* leche desnatada
150 g (5 oz) – 54 kcal

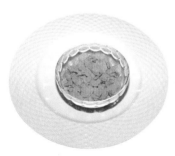

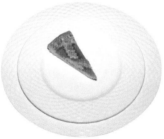

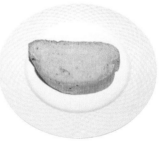

* copos de maíz
25 g (0,9 oz) – 90 kcal

* *crostata* (tarta de mermelada)
30 g (1 oz) – 102 kcal

* rebanada de pan
40 g (1,4 oz) –116 kcal

TENTEMPIÉ

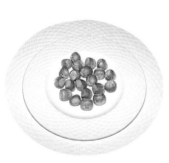

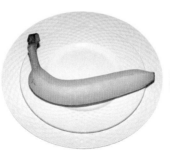

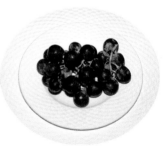

* avellanas
16 g (0,5 oz) – 105 kcal

* plátano
150 g (5 oz) – 100 kcal

* uvas
200 g (7 oz) – 122 kcal

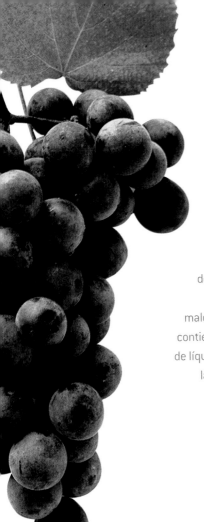

UVA, ENERGÍA A RACIMOS

La uva es un fruto que debe consumirse con moderación porque contiene 61 kcal por cada 100 g (3,5 oz) aproximadamente. Sin embargo, tomar un racimo al día resulta beneficioso, ya que los granos contienen polifenoles (resveratrol) que neutralizan los radicales libres ligados a las enfermedades degenerativas y cardiovasculares. Estudios recientes demuestran que el consumo de vino tinto en cantidades moderadas provoca un descenso del LDL o colesterol malo y un incremento del HDL o colesterol bueno. Las uvas contienen potasio, por lo que ayudan a combatir la retención de líquidos corporales. Los hollejos y las semillas regularizan la función intestinal y tienen un discreto efecto laxante.

FRUTOS SECOS PARA EL CORAZÓN

Nueces, avellanas, cacahuetes, almendras, piñones: los frutos secos son una óptima fuente de grasas poliinsaturadas, en especial de ácidos grasos omega-3, proteínas, sales minerales (hierro, calcio, zinc y manganeso), vitaminas del grupo B, fibra y polifenoles. La acción antioxidante de los polifenoles se suma a los omega-3 para prevenir la formación de las placas arteriscleróticas; tienen además una función protectora frente a determinados tipos de tumores. Las avellanas, además, son un curalotodo para la piel, debido a sus altos niveles de selenio y vitamina E, elementos que protegen la epidermis del envejecimiento; y eso no es todo, porque ciertos estudios han demostrado que 15-20 avellanas al día reducen el colesterol LDL, el llamado *malo*, y aumentan el HDL, el bueno, en beneficio del corazón y los vasos sanguíneos, igual que sucede con las uvas. Cuidado, sin embargo, con su alto contenido calórico.

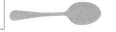

COMIDA

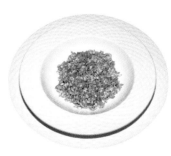

• escanda
60 g (2,1 oz) – 200 kcal

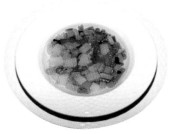

• *minestrone* (sopa de verduras)
200 g (7 oz) – 140 kcal

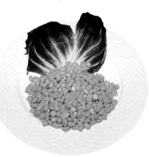

• maíz en conserva
150 g (5 oz) – 147 kcal

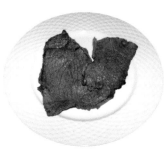

• filete de vaca
200 g (7 oz) – 206 kcal

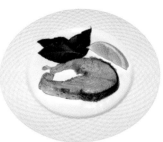

• salmón
150 g (5 oz) – 273 kcal

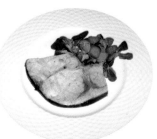

• pez espada
200 g (7 oz) – 236 kcal

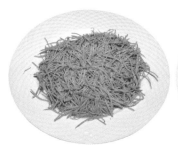

• zanahoria rallada
100 g (3,5 oz) – 35 kcal

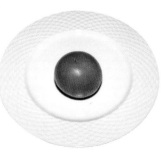

• tomate
200 g (7 oz) – 38 kcal

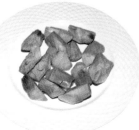

• alcachofas
200 g (7 oz) – 44 kcal

MERIENDA

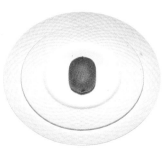

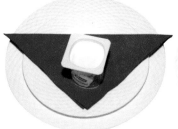

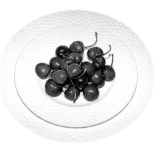

• 1 kiwi
120 g (4,2 oz) – 53 kcal

• yogur desnatado
125 g (4,4 oz) – 45 kcal

• cerezas
150 g (5 oz) – 57 kcal

UNA CEREZA TIRA DE LA OTRA...

Las cerezas, diuréticas y desintoxicantes, debido a su alto contenido de agua y fibra, perfumadas y aromáticas, son además fuente de vitamina C y betacarotenos. Según el tipo de cereza que se consuma, así son sus propiedades nutricionales: las dulces proporcionan una cantidad de potasio mayor que las ácidas. Una curiosidad: los rabillos se utilizan para preparar infusiones que favorecen la diuresis.

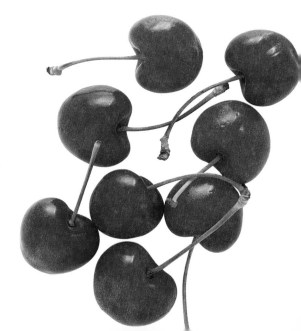

CENA

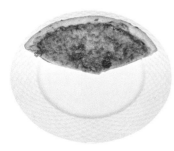

• porción de *pizza* margarita
100 g (3,5 oz) – 271 kcal

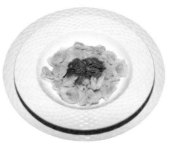

• *tortellini* con tomate
100 g (3,5 oz) – 300 kcal

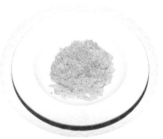

• arroz al azafrán
50 g (1,8 oz) – 200 kcal

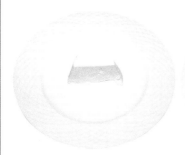

• *ricotta* (requesón) de vaca
100 g (3,5 oz) – 146 kcal

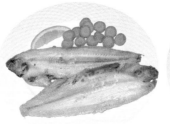

• gallos de ración
200 g (7 oz) – 166 kcal

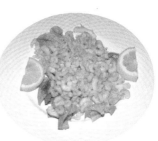

• gambas
250 g (9 oz) – 188 kcal

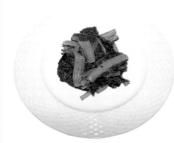

• acelgas
150 g (5 oz) – 25 kcal

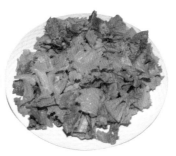

• ensalada
100 g (3,5 oz) – 19 kcal

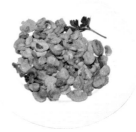

• setas
150 g (5 oz) – 30 kcal

DÍA 21

DESAYUNO

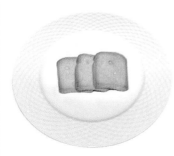

• leche entera
100 g (3,5 oz) – 64 kcal

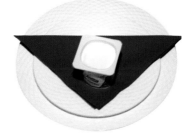

• yogur entero
125 g (4,4 oz) – 81 kcal

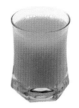

• zumo de naranja
200 g (7 oz) – 66 kcal

• 3 biscotes
30 g (1 oz) – 122 kcal

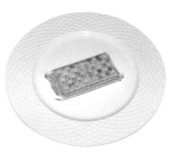

• *crackers*
30 g (1 oz) –128 kcal

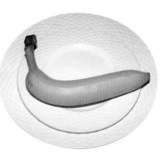

• plátano
150 g (5 oz) – 100 kcal

TENTEMPIÉ

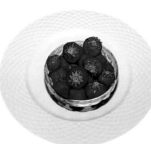

• fresones
200 g (7 oz) – 54 kcal

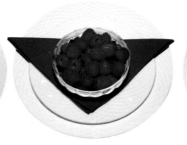

• frambuesas
130 g (4,5 oz) – 45 kcal

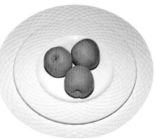

• 3 albaricoques
150 g (5 oz) – 42 kcal

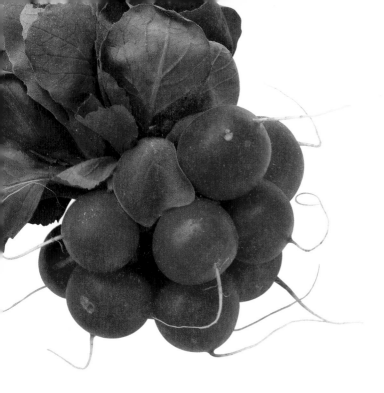

ESCAROLA, RABANITOS Y ACHICORIA VERDE... A VOLUNTAD

Tres hortalizas exquisitas, excelentes alternativas a las verduras fotografiadas en la dieta visual. La escarola, poco calórica, muy diurética (contiene potasio) e intensamente saciante, es un precioso aliado para perder peso. También los rabanitos, con sus 11 kcal por cada 100 g (3,5 oz), se encuentran entre las verduras más hipocalóricas. Abundan en vitamina B, C y hierro, y tienen un sabor ligeramente picante pero no tanto como su versión silvestre, famosa por su sabor realmente intenso. La achicoria verde, por último, es hipocalórica y aporta una notable cantidad de hierro.

COMIDA

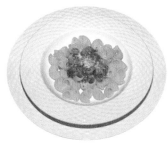

• pasta de sémola con tomate
60 g (2,1 oz) – 212 kcal

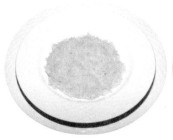

• arroz blanco
60 g (2,1 oz) – 200 kcal

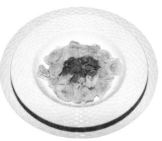

• *tortellini* con tomate
100 g (3,5 oz) – 300 kcal

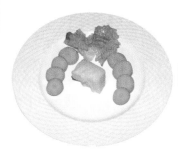

• queso *grana*
60 g (2,1 oz) – 235 kcal

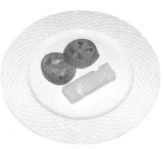

• queso emmental
50 g (1,8 oz) –201 kcal

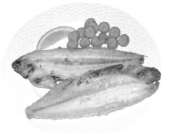

• gallos de ración
200 g (7 oz) – 166 kcal

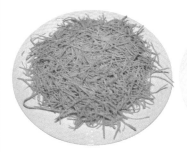

• zanahoria rallada
150 g (5 oz) – 52 kcal

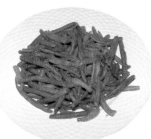

• judías verdes
250 g (9 oz) – 45 kcal

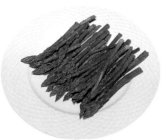

• espárragos
200 g (7 oz) – 48 kcal

MERIENDA

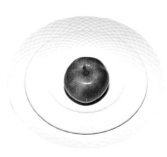

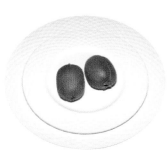

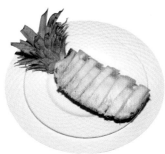

• manzana
200 g (7 oz) – 86 kcal

• 2 kiwis
240 g (8,5 oz) – 106 kcal

• piña
200 g (7 oz) – 80 kcal

¡OBJETIVO ALCANZADO!

La tercera y última semana de la dieta visual acaba de terminar
y la aguja de la báscula señala... ¡tres kilos (6,6 lb) menos!
Enhorabuena, ha perdido peso sin sacrificios excesivos: por el
contrario, ha aprendido a comer sin quedarse con hambre y sin
medir cada plato, valorando las cantidades a ojo, y ha descubierto
las virtudes y las características nutricionales de numerosos
alimentos, lo que es tan beneficioso para la silueta como para la
salud. Si, por el contrario, el éxito no ha sido completo, no hay que
desanimarse, sino actuar: prolongue la dieta de 21 días con los tres
días de la dieta rápida.

CENA

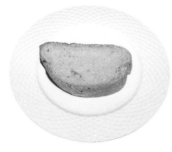

• rebanada de pan
40 g (1,4 oz) – 116 kcal

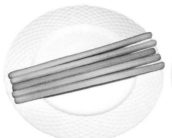

• palitos de pan
25 g (0,9 oz) – 108 kcal

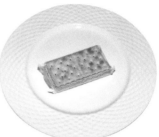

• *crackers*
30 g (1 oz) – 128 kcal

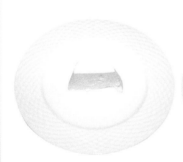

• *ricotta* (requesón) de vaca
100 g (3,5 oz) – 146 kcal

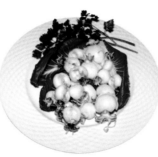

• chipirones
200 g (7 oz) – 144 kcal

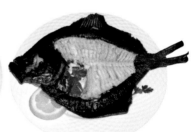

• rodaballo
200 g (7 oz) – 162 kcal

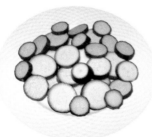

• calabacines
250 g (9 oz) – 28 kcal

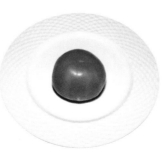

• tomate
200 g (7 oz) – 38 kcal

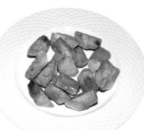

• alcachofas
200 g (7 oz) – 44 kcal

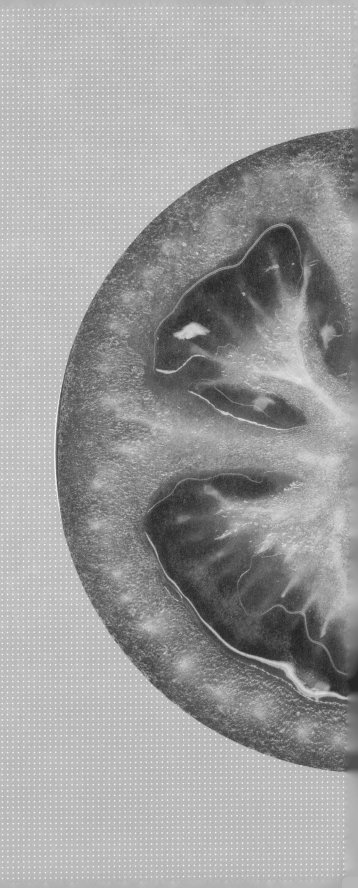

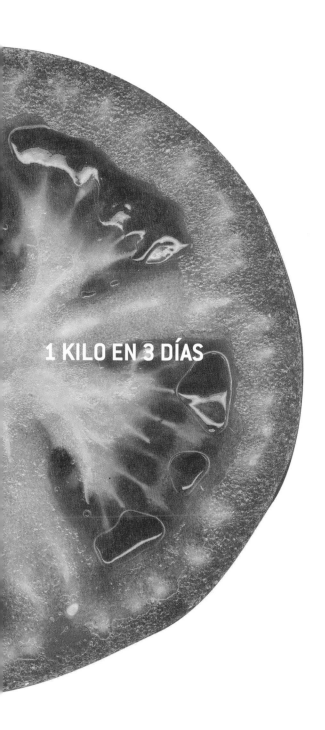

1 KILO EN 3 DÍAS

1 KILO EN 3 DÍAS

DÍA 01

DESAYUNO

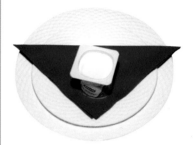

• yogur entero
125 g (4,4 oz) – 81 kcal

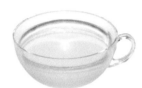

• leche entera
100 g (3,5 oz) – 64 kcal

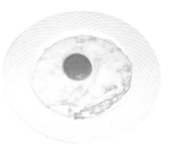

• 1 huevo al plato
60 g (2,1 oz) – 77 kcal

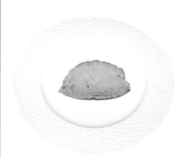

• pan
20 g (0,7 oz) – 58 kcal

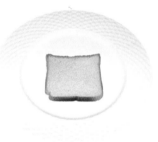

• 1 rebanada de pan de molde
20 g (0,7 oz) – 60 kcal

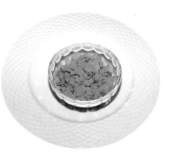

• copos de maíz
25 g (0,9 oz) – 90 kcal

TENTEMPIÉ

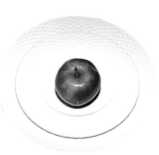

• manzana
200 g (7 oz) – 86 kcal

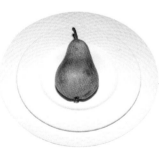

• pera
200 g (7 oz) – 70 kcal

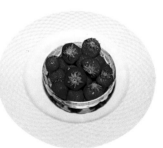

• fresones
200 g (7 oz) – 54 kcal

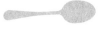

COMIDA

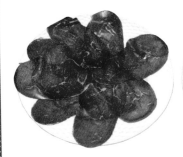

- *bresaola* (cecina de ternera)
  110 g (4 oz) – 166 kcal

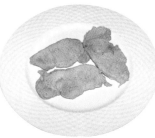

- lomo de cerdo
  150 g (5 oz) – 235 kcal

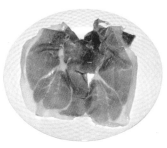

- jamón serrano
  50 g (1,8 oz) – 134 kcal

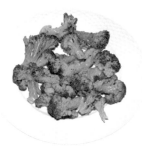

- brécol
  250 g (9 oz) – 55 kcal

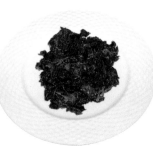

- espinacas
  250 g (9 oz) – 77 kcal

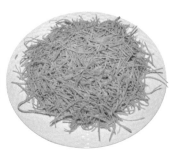

- zanahoria rallada
  150 g (5 oz) – 52 kcal

MERIENDA

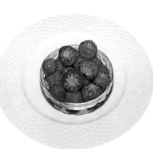

- fresones
  200 g (7 oz) – 54 kcal

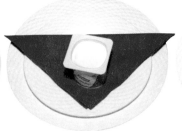

- yogur desnatado
  125 g (4,4 oz) – 45 kcal

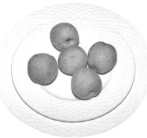

- 5 albaricoques
  250 g (9 oz) – 70 kcal

CENA

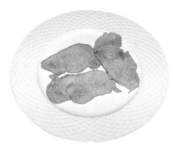

• lomo de cerdo
150 g (5 oz) – 235 kcal

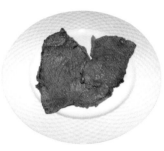

• filete de vaca
200 g (7 oz) – 206 kcal

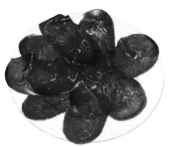

• *bresaola* (cecina de ternera)
110 g (4 oz) – 166 kcal

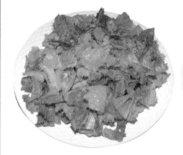

• ensalada (2 platos)
200 g (7 oz) – 38 kcal

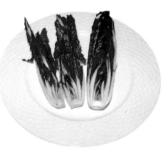

• achicoria roja
150 g (5 oz) – 20 kcal

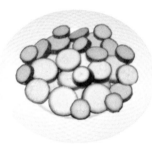

• calabacines
250 g (9 oz) – 28 kcal

SEITÁN, LA CARNE DE CEREAL

Óptima alternativa para quien rechaza las proteínas animales, el
seitán llegó a nuestras mesas en los años sesenta del pasado siglo,
con el auge de la cocina macrobiótica. Es un alimento derivado del
trigo, obtenido extrayendo el gluten de la harina, rico en proteínas
vegetales; tal vez no sea casualidad que la palabra japonesa *seitan*
signifique «proteína». Los dos componentes proteínicos del gluten
(gliadina y glutenina) dan al seitán su característica consistencia
elástica pero sólida que lo asemeja a la carne. Puede elaborarse
para obtener cortes de filete, carne picada o salchichas. Proporciona
aproximadamente 168 kcal por cada 100 g (3,5 oz).

1 KILO EN 3 DÍAS

DÍA 02

DESAYUNO

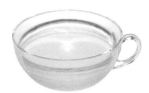

● leche entera
100 g (3,5 oz) – 64 kcal

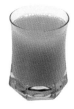

● zumo de naranja
200 g (7 oz) – 66 kcal

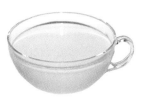

● leche semidesnatada
150 g (5 oz) – 69 kcal

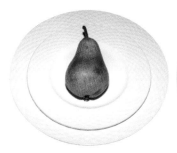

● pera
200 g (7 oz) – 70 kcal

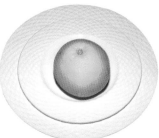

● pomelo
220 g (7,8 oz) – 58 kcal

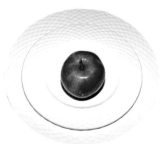

● manzana
200 g (7 oz) –86 kcal

LA LECHE, CARBURANTE PARA LOS HUESOS

Este es un alimento casi completo: contiene proteínas, azúcares y grasas en cantidades equilibradas. La leche de vaca, sin embargo, es sobre todo una fuente óptima de calcio, mineral precioso para mantener fuertes los huesos y, si se toma entera, también de vitaminas A y D, esenciales para el crecimiento y la robustez de nuestro tejido óseo, incluyendo los dientes.

COMIDA

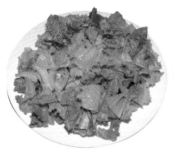

• pez espada
200 g (7 oz) – 236 kcal

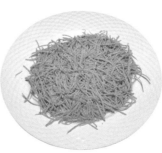

• salmón
150 g (5 oz) – 277 kcal

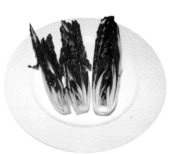

• gallos de ración
300 g (10,6 oz) – 250 kcal

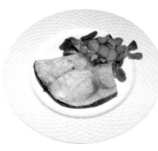

• ensalada (2 platos)
200 g (7 oz) – 38 kcal

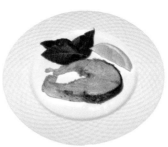

• zanahoria rallada
100 g (3,5 oz) – 35 kcal

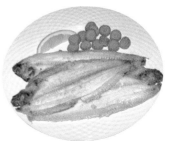

• achicoria roja
150 g (5 oz) – 20 kcal

MERIENDA

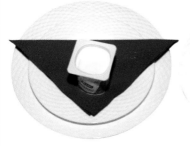

• yogur entero
125 g (4,4 oz) – 81 kcal

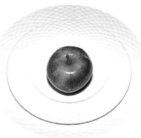

• manzana
200 g (7 oz) – 86 kcal

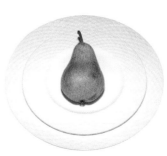

• pera
200 g (7 oz) – 70 kcal

CENA

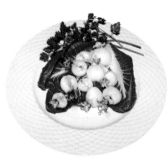

• chipirones
150 g (5 oz) – 108 kcal

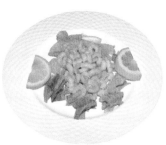

• gambas
100 g (3,5 oz) – 75 kcal

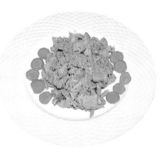

• atún en conserva al natural
100 g (3,5 oz) – 103 kcal

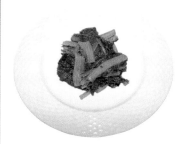

• acelgas
150 g (5 oz) – 25 kcal

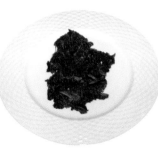

• espinacas
150 g (5 oz) – 46 kcal

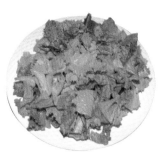

• ensalada (2 platos)
200 g (7 oz) – 38 kcal

EL PESCADO, SANO Y LIGERO

Los nutricionistas sostienen que para vivir bien y evitar el riesgo de infarto sería necesario comer pescado cuatro veces a la semana. El pescado es en realidad un alimento proteínico fácilmente digerible, sobre todo si se prepara de manera sencilla, como sugiere nuestra dieta visual. Las grasas del pescado no son nocivas para las arterias, como las de la carne, sino que, por el contrario, benefician al corazón porque son ricas en omega-3, los ácidos grasos que reducen los triglicéridos y penetran en el metabolismo cerebral mejorando la memoria y el humor.

DÍA **03**

DESAYUNO

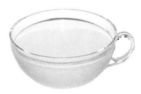

• leche de soja
150 g (5 oz) – 48 kcal

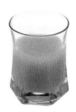

• zumo de naranja
150 g (5 oz) – 50 kcal

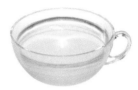

• leche de almendras
100 g (3,5 oz) – 65 kcal

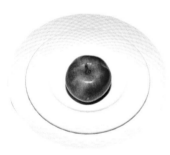

• manzana
200 g (7 oz) – 86 kcal

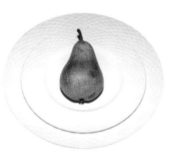

• pera
200 g (7 oz) – 70 kcal

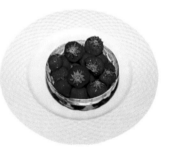

• fresones
200 g (7 oz) – 54 kcal

TENTEMPIÉ

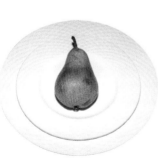

• pera
200 g (7 oz) – 70 kcal

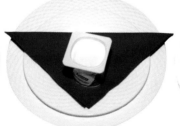

• yogur desnatado
125 g (4,4 oz) – 81 kcal

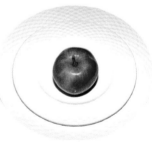

• manzana
200 g (7 oz) – 86 kcal

COMIDA

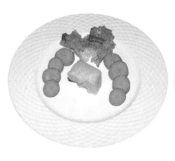

• queso *grana*
60 g (2,1 oz) – 235 kcal

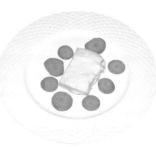

• queso *stracchino*
100 g (3,5 oz) – 300 kcal

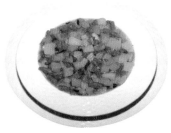

• *minestrone* (sopa de verduras)
350 g (12,3 oz) – 245 kcal

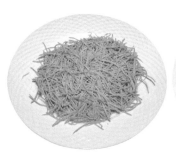

• zanahoria rallada
100 g (3,5 oz) – 35 kcal

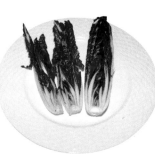

• achicoria roja
150 g (5 oz) – 20 kcal

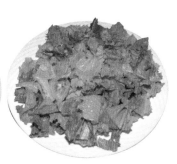

• ensalada (2 platos)
200 g (7 oz) – 38 kcal

MERIENDA

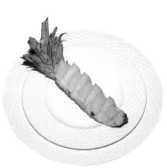

• piña
100 g (3,5 oz) – 40 kcal

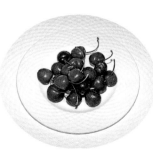

• cerezas
150 g (5 oz) – 57 kcal

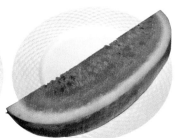

• sandía
300 g (10,6 oz) – 48 kcal

CENA

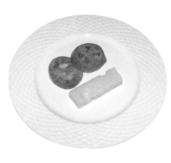

• queso emmental
50 g (1,8 oz) – 201 kcal

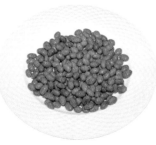

• judías pintas a la cazuela
200 g (7 oz) – 182 kcal

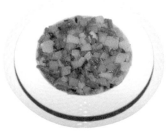

• *minestrone* (sopa de verduras)
350 g (12,3 oz) – 245 kcal

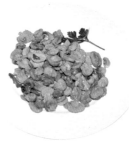

• setas
150 g (5 oz) – 30 kcal

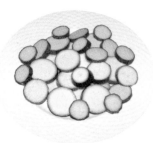

• calabacines
250 g (9 oz) – 28 kcal

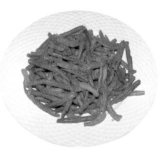

• judías verdes
250 g (9 oz) – 45 kcal

TOFU, EL QUESO DE SOJA

De los sucesivos colados y prensados de la leche de soja se obtiene el tofu, un alimento difundido por todo el Lejano Oriente y una alternativa válida para introducir variaciones en las propuestas de la dieta visual. Es rico en proteínas no animales y en aminoácidos esenciales (lisina, lecitina, metionina). Según la variedad (fresco, en conserva...) su contenido calórico va de las 70 a las 130 kcal por cada 100 g (3,5 oz); tiene poquísimas grasas, en especial no saturadas, por lo que está indicado para aquellos que necesitan reducir el colesterol y la tensión arterial. El tofu tiene un sabor neutro, motivo por el cual es muy versátil en la cocina y se presta a preparaciones tanto saladas como dulces.

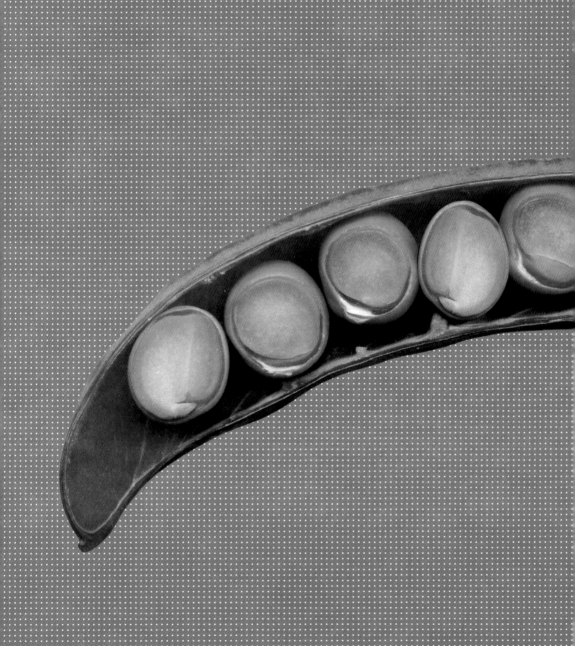

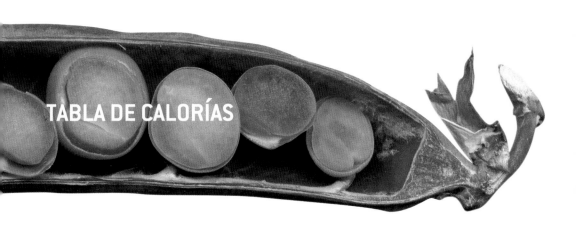

TABLA DE CALORÍAS

VALOR ENERGÉTICO DE LOS ALIMENTOS POR CADA 100 G (3,5 OZ)

Alimentos	kcal
CEREALES Y DERIVADOS	
Arroz descascarillado cocido	100
Arroz descascarillado crudo	332
Biscotes	416
Biscotes integrales	425
Cebada	319
Copos de avena	375
Copos de maíz	361
Crackers integrales	420
Crackers salados	428
Harina de escanda	335
Harina de fuerza 00	340
Maíz	353
Maíz en conserva	98
Muesli	364
Palitos de pan	431
Pan de harina integral	242
Pan de leche	295
Pan de molde	288
Pan formato rosco	269
Pan integral	224
Pasta al huevo, cocida	122
Pasta al huevo, seca	366
Pasta de sémola, cruda	353
Pizza con tomate y mozzarella	271
Rebanadas de pan	408
Tortellini frescos	300
Tortellini secos	376
Tostadas dietéticas	348
Tostaditas integrales	400

Fuente: INRAN, Istituto Nazionale di Ricerca per gli Alimenti e la Nutrizione

Alimentos	kcal
LEGUMBRES	
Garbanzos en conserva	100
Garbanzos secos cocidos	120
Garbanzos secos crudos	316
Guisantes cocidos, en conserva	68
Guisantes frescos, cocidos	91
Guisantes frescos, crudos	52
Guisantes secos	286
Judías pintas cocidas, en conserva	91
Judías pintas, cocidas	69
Judías pintas, crudas	133
Judías pintas, secas	291
Lentejas en conserva	82
Lentejas secas cocidas	92
Lentejas secas crudas	291
HORTALIZAS Y VERDURAS	
Aceitunas negras	235
Aceitunas verdes	142
Acelgas	17
Achicoria	12
Achicoria roja	13
Achicoria verde	14
Ajo	41
Alcachofas crudas	22
Apio	20
Apionabo	23
Berenjena cocida	41
Berenjena cruda	18
Brécol cocido	32
Brécol crudo	22
Brotes de soja	49

Alimentos	kcal
Calabacín cocido	27
Calabacín crudo	11
Calabaza	18
Cebolla cocida	109
Cebolla cruda	26
Coles de Bruselas cocidas	59
Coles de Bruselas crudas	37
Coliflor cocida	40
Coliflor cruda	35
Endibia belga	18
Espárragos	24
Espinacas cocidas	63
Espinacas crudas	31
Hinojo cocido	25
Hinojo crudo	9
Judías congeladas cocidas	25
Judías verdes crudas	18
Lechuga	19
Maíz en conserva	92
Patatas	85
Pepinos	14
Perejil	20
Pimientos cocidos	125
Pimientos crudos	22
Puerros crudos	29
Rabanitos	11
Remolacha cruda	19
Repollo	19
Setas cocidas	25
Setas crudas	20
Tomates	19
Trufa	31
Zanahorias cocidas	84
Zanahorias crudas	35

Alimentos	kcal	Alimentos	kcal	Alimentos	kcal

FRUTA

Aguacate	231
Albaricoque	28
Arándanos	25
Caquis	65
Castañas asadas	193
Castañas cocidas	120
Cerezas	38
Ciruelas claudias	30
Ciruelas negras	42
Clementinas	53
Coco	364
Frambuesas	34
Fresas	27
Granada	63
Grosellas	28
Higos	47
Higo chumbo	53
Limón, zumo de	66
Mandarinas	72
Mango	53
Manzana	43
Melocotones	25
Melón	33
Moras	36
Naranjas	34
Nísperos	28
Papaya	28
Peras	35
Piña	40
Plátanos	65
Pomelo	26
Sandía	16
Uvas	61

FRUTOS SECOS

Almendras	603
Avellanas	655
Cacahuetes	598
Ciruelas pasas	220
Higos secos	256
Nueces	689
Piñones	595
Pistachos	608

CARNES

Caballo	143
Cabrito	122
Cerdo, cocido	247
Cerdo, crudo	157
Conejo, cocido	137
Conejo, crudo	118
Cordero graso	204
Cordero, cocido	270
Cordero, crudo	159
Cordero, filete cocido	258
Cordero, filete crudo	107
Faisán	144
Hígado de vaca	142
Pavo, muslo	186
Pavo, muslo cocido	131
Pavo, muslo crudo	107
Pollo, pata	130
Pollo, pechuga cocida	129
Vaca, filete	127
Vaca, pierna	103
Vaca, rabo	119

CARNES ELABORADAS Y EMBUTIDOS

Bresaola (cecina de ternera)	151
Cabeza de cerdo	398
Carne de vaca y gelatina (enlatada)	67
Jamón de York	220
Jamón serrano	268
Mortadela	317
Salami de cazador	425

PESCADOS

Almejas	72
Anchoas en aceite	206
Anchoas en salazón	137
Anchoas frescas	96
Atún en conserva al natural	103
Atún en conserva en aceite	192
Atún fresco	159
Bacalao en remojo	96
Caballa	83
Calamares	68
Dentón	101
Dorada fresca	121
Gallos congelados	81
Gallos frescos	83
Gambas	71
Gambas congeladas	85
Gambas frescas	71
Jurel	80
Langosta cocida	107

Alimentos	kcal	Alimentos	kcal	Alimentos	kcal
Langosta cruda	85	Leche desnatada	36	Crema de cacao para untar	530
Langostinos	71	Leche entera	64	Mermelada	222
Lubina	82	Leche semidesnatada	46	Miel	304
Merluza (pescadilla) congelada	68	*Mozzarella* de búfala	288		
		Mozzarella de vaca	253		
Merluza (pescadilla) fresca	71	Nata fresca	337	**BEBIDAS SIN ALCOHOL**	
		Parmesano	400		
Mero	90	Provolone	366	Café sin azúcar	6
Pez espada	118	Queso de Burgos	185	Horchata	97
Pulpo	57	Queso manchego	345	Leche de almendras	65
Rodaballo	81	*Ricotta* (requesón) de vaca	146	Leche de arroz	70
Salmón ahumado	147			Leche de avena	47
Salmón fresco	185	Roquefort	370	Leche de *kamut*	46
Salmonetes	123	Yema de huevo	325	Leche de soja	32
Sardinas frescas	120	Yogur descremado	36	Naranjada	38
Sepia	72	Yogur entero	66	Refrescos de cola	37
Trucha	86	Yogur griego	115	Té verde, sin azúcar	10
		Yogur semidescremado	43	Zumo de fruta con azúcar	56
				Zumo de fruta sin azúcar	35
				Zumo de naranja	33

LECHE, PRODUCTOS LÁCTEOS Y HUEVOS

GRASAS Y CONDIMENTOS

Alimentos	kcal	Alimentos	kcal
Brie	319	Aceite	900
Cabrales	385	Kétchup	98
Camembert	400	Mantequilla	758
Clara de huevo	43	Mayonesa	655
De bola	376	Nata de cocina	337
De cabra	240	Salsa de soja	66
De oveja	392	Vinagre	4
Emmental	403		
Feta	250		
Fontina	343	**DULCES**	
Gorgonzola	324		
Gouda	380	Azúcar de caña	360
Grana	392	Azúcar de sémola	392
Gruyer	450	Chocolate a la taza	515
Huevo entero	128	Chocolate con leche	545

GLOSARIO

Bresaola
Cecina de ternera de origen lombardo que se toma como entremés o se utiliza en diversos platos. Puede sustituirse por cecina de vaca o por jamón serrano sin grasa.

Cebada perlada
El grano del cereal descascarillado y pulido mediante un proceso similar al que se realiza con el arroz. Suele consumirse en sopas o guisos de carne, ya que requiere una cocción prolongada.

Chocolate a la taza
Chocolate negro con una proporción de cacao igual o inferior al 50 %.

Crostata
Tarta italiana salada o dulce. Tradicionalmente se prepara doblando los bordes de la masa sobre el relleno de mermelada (cereza, melocotón, albaricoque y fresa). También puede rellenarse con cebolla, puerros...

Escanda
También llamado *trigo silvestre,* es una especie de cereal casi extinta, ya que solo sigue cultivándose en algunas regiones de la India y de España, como Asturias.

Focaccia
Pan plano, de masa semejante a la de la *pizza,* que se condimenta de muy diversas maneras con ingredientes como brécol, setas o cebollas rojas, las saladas, o frutas, chocolate o mermeladas, las dulces.

Grana
Queso italiano de vaca, duro, que se parte en escamas, de olor fragante característico. Si no se encuentra en los puntos de venta habituales, puede sustituirse por parmesano.

Higo chumbo
Fruto del nopal, el higo chumbo también se denomina *higo pico, tuno* o *tuna.* Se trata de una fruta rica en vitamina C, con escasez de lípidos y un moderado contenido de azúcares. Por la similitud de sus propiedades y su aporte calórico, puede sustituirse por brevas o higos corrientes.

Minestrone
Aunque parecida a la sopa de verduras que se toma en nuestro país, es un plato mucho más recio, porque lleva legumbres, queso parmesano, algo de pasta fina, manos de cerdo en algunas recetas...

Mozzarella
Queso italiano blando elaborado originalmente con leche de búfala, aunque en la actualidad se mezcla con leche de vaca. Se adquiere con forma de bolas, envasadas individualmente, y resulta ya habitual en los supermercados españoles. Puede sustituirse por el queso de Burgos.

Ricotta
Queso blando fabricado con leche de vaca, oveja o búfala, muy usado en Italia como relleno de pasta. Podemos sustituirlo por nuestro requesón o incluso por cuajada.

Scamorza
Queso fresco italiano elaborado con leche de vaca. Muy similar a la *mozzarella*, tiene una característica forma de pera. La variedad ahumada, de sabor delicado y dulce, se hace en Sicilia.

Stracchino
Queso cremoso típico de la Lombardía elaborado con leche de vaca. Es, en realidad, una familia de quesos entre los que se encuentran el *crescenza* o el *taleggio*. Puede sustituirse por queso de tetilla gallego.

Speck
Jamón curado originario del Tirol, que se cura con sal y se ahúma; tiene un característico sabor a enebro. Puede sustituirse por jamón serrano no demasiado curado y, a ser posible, con bajo contenido en sal.

TABLAS DE EQUIVALENCIAS

PESO	
Sistema métrico	Sistema anglosajón
30 g	1 onza (oz)
110 g	4 oz (¹/₄ lb)
225 g	8 oz (¹/₂ lb)
340 g	12 oz (³/₄ lb)
450 g	16 oz (1 lb)
1 kg	2,2 lb
1,8 kg	4 lb

CAPACIDAD (líquidos)	
ml	fl oz (onzas fluidas)
30 ml	1 fl oz
100 ml	3,5 fl oz
150 ml	5 fl oz
200 ml	7 fl oz
500 ml	17 fl oz
1 l	34 fl oz

TEMPERATURAS (horno)		
°C	°F	Gas
70	150	¹/₄
100	200	¹/₂
150	300	2
200	400	6
220	425	7
250	480	9

LONGITUD	
pulgadas	equivalente métrico
1 pulgada	2,54 cm
5 pulgadas	12,70 cm
10 pulgadas	25,40 cm
15 pulgadas	38,10 cm
20 pulgadas	50,80 cm

ABREVIATURAS

g = gramo
kg = kilogramo
oz = onza
fl oz= onzas fluidas
lb = libra
l = litro
dl = decilitro
cl = centilitro
ml = mililitro
cm = centímetro
mm = milímetro
°F = Fahrenheit
°C = Celsius
cs = cucharada
ct = cucharadita

Agradecimientos
Deseo expresar mi gratitud a Me.Te.Da. SL por haber otorgado autorización para publicar las fotografías del programa MètaDieta® (www.metadieta.it) y por su apoyo entusiástico a este proyecto editorial.
A Alberto Conforti, que con su objetividad y su paciencia logra dar siempre con la mejor solución; a Caterina Giavotto, Valentina Lindon y Lidia Maurizi que, con su experiencia y creatividad, me han dado consejos insustituibles para alcanzar el objetivo; a Lucia Moretti, tan puntillosa y precisa en la búsqueda de los contenidos y del mejor estilo. Y, por fin, a los colegas del sector gráfico y a todo el personal de Mondadori Illustrati, un equipo fantástico que ha sabido transformar este esforzado trabajo en una experiencia bellísima.